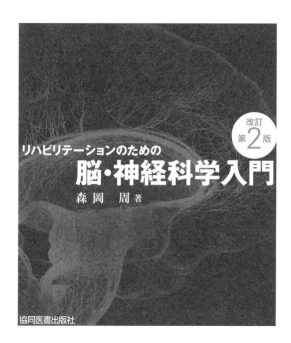

リハビリテーションのための
脳・神経科学入門

森岡 周 著

改訂第2版

協同医書出版社

装　幀⋯⋯⋯岡　孝治

カバー写真
Johan Swanepoel/Shutterstock.com

まえがき
―本書のパースペクティブ―

　本書の初版の出版は2005年5月までさかのぼる．その当時を振り返ると，1980年代から90年代にかけての動物実験（主にサルの研究）の成果が整理され，それに基づき，身体運動・行動や認知活動を通じて，脳の中の身体地図が書き換えられることが明白になった頃のように思える．そして，こうした行動や身体変容から生まれる神経可塑性の発見を，どのように臨床に応用すべきか模索していた時期でもある．初版では，脳の中の身体地図の再編成に関わる知見の記述を第1章に配置し，それら重要な知見をリハビリテーション医療に応用していくことの必要性を意図しながら書き進めた記憶がある．

　それから10数年経ち，リハビリテーション医学領域においても，脳・神経科学研究の成果が当たり前の事実として語られはじめ，脳の可塑性の知見を応用した神経科学に基づいたリハビリテーションの重要性が説かれはじめてきた．その背景から生まれた言葉がニューロリハビリテーションである．本書の第1章では，初版の記述を受けながら，リハビリテーション医療を担う専門職にとって，重要かつ新たに発見された神経可塑性の知見も含め，それらを抜粋しながら解説した．

　第2章は第1章の基本的な神経可塑性研究の成果を受けて，脳損傷後に起こる機能回復のメカニズムについて解説している．この章に含まれている内容は，初版ではほとんど解説できなかった．なぜなら，初版発行時には，ヒトを対象とした脳損傷後の機能回復の神経メカニズムに関して未解明なことが多かったからである．本書では，脳の修復過程について新たに発見されたメカニズムを記すとともに，投射線維，交連線維，連合線維の3つの神経連結から考える機能回復メカニズムについて解説した．この三者の視点からの解説は，おそらく本邦では最初と思われ，こうしたメカニズムの理解が，リハビリテーション医療における治療の実践にあたって，有益な情報になることを期待したい．

　第3章から第5章までの身体性，あるいは運動学習に関する脳・神経科学の知見は，本書の骨格でもある．つまり，このパートは「リハビリテーションのための」と修飾されている意味を包含した内容といっても過言ではない．リハビリテーション専門職は直接的に対象者の脳を改変させることを目的として仕事をしていない．対象者の行動を変容させ，その変容に基づき人間復権させることを目的としている．その行動はむろん身体に宿り，その身体経験を通じて

まえがき

脳の可塑性は起こる．個々人の身体経験や行動変容が先なのである．

さて，第3章では，初版で書いた動物実験に基づいた空間認知や身体イメージの内容を引き継ぎ，大幅に新しく広義な神経科学的知見を加筆した．その中心が身体所有感（sense of ownership）についてである．身体所有感とは「この身体は私の身体である」という意識のことである．リハビリテーション対象者は脳損傷であろうが運動器疾患であろうが，身体性の変容をしばしば訴えることがある．「まるで石のようだ」「まるで自分の手ではないような」「まるで他人の手のようだ」「これは自分の手ではない」「これは先生の手でしょう」「これはお父さんの手です」「（動かないながらも）麻痺していません，動きます」など，これらはすべて実際に対象者から語られたものであるが，初版を書いた頃は，これらは奇妙な現象として現場では捉えられ，ある種それらは医療者からは無視され，場合によってはこうした現象を訴える対象者は，現場では煙たがられたのも記憶に新しい．それから10年ちょっと，いわゆるラバーハンド錯覚実験を境に，身体性の科学は大いに進歩し，身体所有感の変容のメカニズムの解明に迫ろうとしている．そして身体所有感を生成させる異種感覚統合という手続きに関しても，実際の治療手段として用いられはじめてきた．初版を知っている方々は，第3章を読むことで，そうした科学の進歩やリハビリテーション医療における治療手続きの変遷について，一人称的に体感することができるのではないかと思っている．

身体所有感とともに，身体性の根幹としての意識として位置づけられているのが，運動主体感（sense of agency）である．第4章は運動主体感に関する記述に富んでいるが，この運動主体感は「この運動は私の意図によって生まれたものである」という意識を指す．したがって，運動主体感は運動意図と同義に扱われることが多い．ヒトは運動実行する際に遠心性出力に基づき皮質脊髄路を興奮させて筋活動を起こすだけでなく，その出力のコピーを遠心性コピー（efference copy）情報として，いくつかの脳領域に伝搬する．ある神経科学研究では「自分で自分の身体をくすぐると，なぜくすぐったくないの？」という問いが立てられ，そのメカニズムの解明が行われた．その際，遠心性コピー情報に基づく随伴発射という脳内機構が不必要な感覚を抑制させることがわかった．つまり，自分自身で自分の身体をくすぐる場合，どのような感覚情報が起こるかをあらかじめ知っているため，その予測どおり感覚フィードバックが回帰してくると，それは抑制されるというメカニズムの解明である．これは今日，「comparator model」として知られ，ヒトの身体性を捉えるうえで重要な概念となっている．脳損傷者にしばしば起こる身体の重さに関する異常知覚や伸張反射の亢進，あるいは運動器疾患においても起こる身体性の問題など，そのメカニズムについては，今日ではこのモデルを利用して説明されることが多

まえがき

くなった．そして，初版出版時では世間ではあまり理解されなかった運動イメージ課題の臨床導入も，今ではこうした科学的根拠によって十分に説明できるようになり，基礎科学的にも臨床医学的にも，運動イメージ課題は十分にコンセンサスが得られるようになった．まさに，初版から10年ちょっと経ち，この身体性の科学は大いに進歩し，その知見は「リハビリテーションのための脳・神経科学」として知るべき情報であると認識されるようになってきた．なぜなら，運動主体感の減弱は，皮質脊髄路の興奮性，そして実際に目に見える運動行動に大いに影響しているからである．

　第3章と第4章によって身体所有感や運動主体感のメカニズム，そしてcomparator modelの理解が進めば，第5章の運動学習のパートは平易に読み進めることができるのではないだろうか．初版においても運動学習のパートは充実していたように思える．なぜなら，機能回復≒運動学習であるし，どのような対象者であっても運動学習を促進していく治療や練習は当初より実践されていたからである．そして，運動学習に関する科学的知見は，リハビリテーション領域の専門職にとって必須であるし，むしろこの運動学習に関する理論は，筋・骨格系キネシオロジーよりも，基礎知識の根幹になるのではないかと筆者は思っている．初版では小脳を中心としたネットワークで生まれる誤差学習モデルしか示すことができなかったが，この第2版では強化学習やワーキングメモリを利用した自己組織化に関する知見を新たに加え提供することができた．

　これら第1章から第5章が「リハビリテーションのための脳・神経科学」の基盤である．その基盤に基づき，第6章の脳損傷後の運動障害に対するニューロリハビリテーション，第7章の慢性痛に対するニューロリハビリテーションのパートを熟読されたい．ニューロリハビリテーションとはNeuroscience-based rehabilitationの略称である．すなわち，この言葉には，脳・神経科学知見を活かしたリハビリテーションを提供するという意味が込められている．第6章では，これまで解明されてきた脳・神経科学知見に基づき，脳損傷後の病期別の視点から治療戦略を考える記述を行った．この情報は，脳損傷後に起こる運動障害に対するリハビリテーションの戦略として，是非とも役立てていただきたいと思っている．一方，2010年以降，脳が損傷しなくとも，脳の中の身体地図は改変されるという知見が数多く報告されるようになった．とりわけ，慢性痛はその典型であり，神経科学や身体性科学の進歩とともに，慢性痛者の脳の問題もクローズアップされるようになってきた．ただし，すべてが脳の問題であるわけではない．身体性のパート，ならびに第7章の記述を読んでもらえれば，ニューロリハビリテーションを適応すべきタイプについて理解することができると考える．

まえがき

　いずれにしても，本書を読み進めていただければ，リハビリテーション専門職が用いる各種治療や練習は，脳の中の身体地図を生物学的に変化させる手続きになるということを理解することができるであろう．そして，本書がそのような変化を促進させるためには，どのような病期に，どのような課題を与え，どのような難易度にて実践すべきかを考える一助となることができれば著者として幸いである．

目次

まえがき i

第 I 部
第 1 章　脳の中の身体地図と神経可塑性　3
　1.1──脳の中の身体地図　3
　1.2──体性感覚の身体部位再現の特徴　5
　1.3──体性感覚の階層処理機構　6
　1.4──身体両側からの感覚刺激の統合　8
　1.5──体性感覚の可塑的変化機構　9
　1.6──一次運動野の身体部位再現の特徴　13
　1.7──身体運動を担う一次運動野のニューロン特性　15
　1.8──一次運動野の可塑的変化機構　17
　1.9──脳の中の身体地図の再編成　17
　1.10──豊かな環境および能動的探索と神経可塑性　19

第 2 章　脳卒中後の運動機能回復の神経メカニズム　25
　2.1──脳の修復とは　25
　2.2──脳の修復における局所的変化のメカニズム　26
　2.3──脳の修復における中枢神経系の再組織化　29
　2.4──グリア細胞とシナプス形成の役割　33
　2.5──環境および経験依存に基づく神経可塑性　37
　2.6──投射線維から考える運動機能回復　39
　2.7──交連線維から考える運動機能回復　44
　2.8──連合線維から考える運動機能回復　48

第 3 章　運動制御に関わる空間認知と身体イメージの生成プロセス　57
　3.1──視覚情報処理経路における形態と空間の認知システム　57
　3.2──空間情報処理に基づいた手の運動制御システム　59
　3.3──頭頂葉病変に基づく行為の障害の特徴　61
　3.4──身体を扱う用語の整理　65
　3.5──身体図式と身体イメージ　66
　3.6──身体イメージの延長　68
　3.7──身体所有感とは　70
　3.8──身体所有感の階層性　75
　3.9──神経科学から考える身体イメージ障害の特徴　80

第 4 章　運動主体感・運動意図の生成プロセスと運動イメージ　91
　4.1──運動主体感およびその生成に関わる責任領域　91

4.2——運動錯覚経験を生み出す脳機能　92
4.3——視覚的運動錯覚の生起とそれに関わる脳機能　95
4.4——運動主体感とは何者なのか？　97
4.5——運動イメージとは？　101
4.6——運動イメージの神経基盤　103
4.7——運動イメージに影響する因子　107
4.8——運動観察の神経基盤および臨床介入　108
4.9——運動イメージに関する臨床研究　112

第5章　運動学習の神経メカニズムとそのストラテジー　127

5.1——運動学習とは　127
5.2——運動シークエンスの組織化ならびに運動学習の様式　130
5.3——運動スキル課題における脳活動の特徴　132
5.4——運動学習における脳の再組織化プロセス　133
5.5——強化学習システム　139
5.6——誤差学習システム　146
5.7——運動の内部モデルとは何か　150
5.8——認知機能を活かした学習システム；イメージ・ワーキングメモリ　155

第2部

第6章　脳・神経科学に基づいた脳卒中リハビリテーション　167

6.1——ニューロリハビリテーションとは　167
6.2——急性期から回復期における基本的戦略　169
6.3——回復期から維持期における基本的戦略　176
6.4——維持期における基本的戦略　183

第7章　脳・神経科学に基づいた疼痛リハビリテーション　189

7.1——痛みに関する複数の側面　189
7.2——痛みに関連する脳領域　192
7.3——慢性痛の神経プロセス　195
7.4——下行性疼痛抑制　196
7.5——痛みの情動的側面における神経科学的解釈　200
7.6——痛みの情動的側面に対するリハビリテーション戦略　202
7.7——痛みの社会的側面に対するリハビリテーション戦略　205
7.8——痛みの認知的側面における神経科学的解釈　208
7.9——痛みの認知的側面に対するリハビリテーション戦略　211

あとがき　226
索引　230

第 1 部

第1章
脳の中の身体地図と神経可塑性

1.1 脳の中の身体地図

　脳の中にはからだの地図がある．一次運動野や一次体性感覚野には身体部位に応じた再現領域があることは周知の事実であるが，この事実の解明は，Penfieldによる検証がその先駆けになったことは言うまでもない．カナダの脳神経外科医であった彼は，てんかん患者の脳手術に先立ち，患者の同意のもとに硬膜を切開して大脳皮質に電気刺激を行った[1]．そして，さまざまな大脳皮質領域への電気刺激によって起こる運動や感覚体験，あるいは記憶の想起などを詳しく観察，あるいは患者から聞き取り，それを記述した．一次体性感覚野を刺激すると，その刺激部位によって「足を感じる」などといった大まかな知覚が生じる．一方，一次運動野を刺激すると，母趾の動きなどが生じる．Penfield[2]はこうした結果を記述し，一次運動野と一次体性感覚野で起こったこの現象を基に，「脳の中の小人」すなわちホムンクルス（homunculus）（図1.1）を描いた．今日ではこれを「脳の中の身体地図」あるいは「身体部位再現」と表するようになった．興味深いことに，この身体地図は大きく変形し，不釣合いに大きな領域を占める部位がある．たとえば，唇や手指に関与する領域は極端に大きいにもかかわらず，体幹領域が極端に小さくなっているのが特徴である．これは唇や手指が非常に鋭い触覚と繊細な弁別能力，あるいは細かな動きが行えるのに対して，体幹はWeberの二点識別能力に代表されるように，あまり敏感ではなく，精緻な運動を制御しないことから，広い皮質領域を必要としないと考えられた．

第1章 脳の中の身体地図と神経可塑性

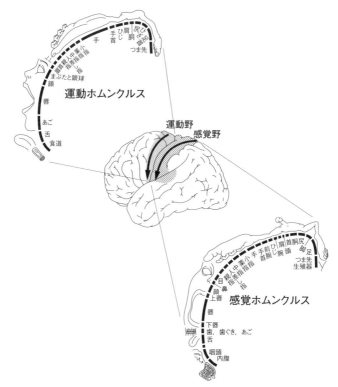

図1.1 一次運動野および一次体性感覚野の身体部位再現
Penfieldの実験によって，組織だった身体部位再現が確認された．手や顔の領域は，頸（首）や体幹（胴）に比べて領域が大きい．

　一方，一次体性感覚野の刺激によって得られた感覚は「ひりひりする痛み」「動いている感覚」「光や色や星が動くことからなる視覚反応」「ぶんぶんした音」「ささやき声」「歌声」「どんどんと響く音」といった視覚や聴覚と重なった主観的な共通感覚（common sensible）[1]が表現されることもわかった．すなわち，一次体性感覚野が刺激されることによって，その刺激が大脳の連合野に情報伝達されることで主観的な知覚体験が心的イメージを通じて再現されるわけである．つまり，「動いている私の感覚」「聞いている私の感覚」「見ている私の感覚」といった自己の主体感（self-agency）は，脳が自己の身体経験を通じて生みだされるものであることが確認された．

第1章 脳の中の身体地図と神経可塑性

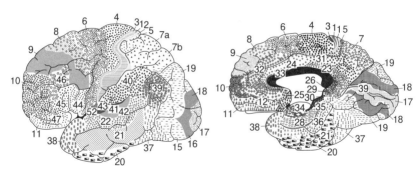

図1.2 大脳皮質のブロードマンエリアにおける一次体性感覚野の位置関係
中心溝を境界に一次運動野（4野）と一次体性感覚野（3野，1野，2野）に分けられる．例えば3野に感覚情報が到達した後，1野，2野と階層性にその情報は処理される．

1.2 体性感覚の身体部位再現の特徴

先に示したPenfiledらは，中心後回の刺激で起こる感覚体験において身体と対側の場所に再現部位があることを確認した．この領域はブロードマンエリアの3, 1, 2野（図1.2）であり，一次体性感覚野（SI）と呼ばれている．一方，彼らはシルヴィウス溝周辺の少し深部に入り込んだ場所に，もう一つの体部位再現があることをつきとめた．この領域を刺激すると対側だけでなく両側に身体知覚が生じることから，両側性ホムンクルスとして呼ばれ描かれた．この両側性に応答するニューロンをバイラテラルニューロン（bilateral neuron）と呼び，この領域は二次体性感覚野（SII）として認識されている．SIIのニューロンの受容野は種類が豊富で，身体の両側，対側，同側の区別だけでなく，部位別（手，腕，足，体幹）にも区別され，さまざまなパターンで統合されている．一方，SIの2野においても両側性ニューロンの存在が

---

[1] 五感そのものではなく五感が統合されてできあがるものである．環境における知覚の対象の中には味は味覚，色は視覚のように一つの感覚によってしか知覚できないものと，形態や空間のように視覚と触覚との両者によって独立に知覚できる共有感覚対象とがある（アリストテレスの記述）．すなわち，単一感覚でなく複数の感覚モダリティの統合によってそうした知覚が生み出されている．

明らかになっている.特に肩領域に両側性ニューロンが多く,足領域は少ない.この違いの理由は,上肢の行為では両手の協調性が多く必要であることが考えられている[3].

1.3 体性感覚の階層処理機構

3野はさらに3a野と3b野に分けられる.3a野には深部感覚が投射され,3b野には皮膚触覚が投射される.これよりも高次なものとして1野,2野が位置づけられている.3野は感覚の投射野として,1野,2野は投射野と連合野の中間的な性質をもつ領域と認識されている.また3b野のニューロンは単指節に分かれているが,1野,2野では「複数の指節を覆う」「2本以上の指を覆う」「手掌や手背全体を覆う」といった受容野が発見されており,複合的なニューロンが存在している(図1.3)[4].したがって,1野,2野と後方に向かうにつれて高次な情報処理がされているわけである.今日までのさまざまな電気生理学的あるいは動物破壊実験によって,中心後回での情報処理には階層

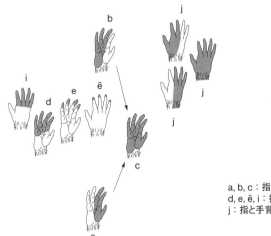

a, b, c：指と手掌面からなるもの
d, e, ê, i：指のみからなるもの
j：指と手背面からなるもの

図1.3 サル一次体性感覚野(1野,2野)で記録されるニューロン受容野
1野,2野では指の複数の指節,2本以上の指,手掌や手背全体を覆う受容野が多く存在している.つまり,1野,2野の指の再現は局在的でない.

(Iwamura Y et al：Overlapping representation of fingers in the somatosensory cortex (area2) of the conscious monkey. Brain Res 197:516-520, 1980 より)

第1章 脳の中の身体地図と神経可塑性

性がみられることが明らかにされており，3野はあくまでも指節の再現であるが，1野に向かう間に単指，2野に向かう間に多指および手全体の動きや方向の選択，2野から5野に向かう間に手と接触している対象のエッジや形の選択に反応し，1野と2野はその複合的機能から注意といったトップダウン機能の影響も大いに受けることが確認されている（図1.4）[3]．

Bodegardら[5]は，ヒト脳を対象にして物体の形（shape）の弁別（discrimination）と物体の素材（texture）の弁別時の一次体性感覚野の活動を記録しているが，3野，1野はすべての刺激で活動が増加するのに対して，高次な処理に関与する2野の活動は形の弁別時に活動が増加することを明らかにした．また，Servosら[6]は，物体の形，素材（texture），硬さ（hardness）を弁別して

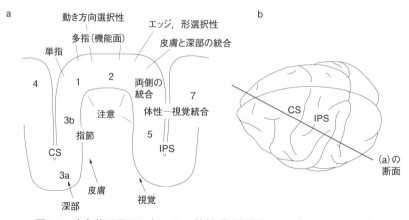

図1.4　中心後回周辺で行われる体性感覚情報処理の流れと統合機構

3a野：筋紡錘やその他の深部受容器から情報入力．3b野：皮膚内の特定の触覚受容器から情報入力（皮膚ニューロンが主である）．3b野の指領域には機能的区分があり，指先，指腹，指側面が別の区分で，各区分ごとに指の再現に順序性がある．1野，2野：同じ身体領域を支配する複数種の体性感覚受容器（皮膚および関節）より集約的に入力．動き，エッジ，形など対象物の属性に応じて興奮する．皮膚と深部感覚の統合が行われている．1野，2野の個別破壊では，テクスチャーまたは凹凸などの形の識別が特に強く障害されるが，3b野だけの破壊では，1野，2野は無傷であるにもかかわらず，どちらの識別能力も障害される．よって，3野から階層的な皮質間結合が存在していることがわかる．5野：主に手の能動的な動きの際に活性化し，全体的な身体図式の生成に関与する．

（岩村吉晃：神経心理学コレクション タッチ．医学書院，2001より）

いる際の脳活動を記録したところ，硬さの弁別に使われる部位は一次体性感覚野の前方に移動していることを明らかにした．このように，一次体性感覚野の興奮には物体の属性を捉えるために組織化されたニューロン活動が反映されていることがわかる．特に手の運動制御は物体属性によって決まることから，感覚情報処理は単純に刺激に応答する仕組みだけでなく，物体の属性を捉えるように階層性に高次処理されている[3]．

1.4　身体両側からの感覚刺激の統合

Contiら[7]は，サルの体幹の背側部および腹側部を刺激した結果，3b野，1野にその対応領域を確認し，それは反対側から投射を受けるだけでなく，同側からも投射を受けていること発見した．図1.5はネコの体幹に対する刺激のニューロンスパイクを観察したものであるが，反対側の再現に加えて同側

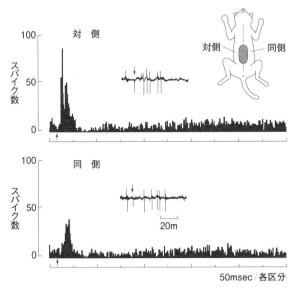

図1.5　ネコの体幹における両側性ニューロンの興奮
ネコの背部に刺激を入れると，刺激を入れた対側のニューロン・スパイク数が上がるだけでなく，下図のように同側のニューロンスパイク数も上がる．
(Conti F et al：Bilateral receptive fields and callosal connectivity of the body midline representation in the first somatosensory area of primates. Somatosens Res 3:273-289, 1986 より)

第1章 脳の中の身体地図と神経可塑性

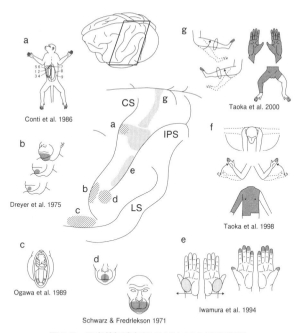

図1.6 両側性受容野の例とその記録部位
体幹だけでなく，さまざまな研究によって下顎，口周囲，手などで体性感覚に関連する両側性受容野が発見されている．

の再現も認められていることがわかる．これら両側支配の理由に関しては，脳梁による線維連絡に基づき[8]，身体の対称性の認識，すなわち正中線（midline）の認識が行われていると考えられている[9]．一方，より対側支配が強いと考えられていた上肢においても，今日ではSIIだけでなく中心後回や頭頂間溝において両側性ニューロンの存在が明らかになっている（図1.6）．Iwamuraら[10]は，手に加えて，肩，上肢帯，上部体幹，下肢帯，足においても両側統合を発見した．この両側性ニューロンが豊富な領域は2野から5野にかけてであり，より高次な感覚情報処理が行われている場所である．

1.5 体性感覚の可塑的変化機構

神経可塑性研究を積極的に進めたのはMerzenichの研究グループである．たとえば，サルの第3指と第4指を縫合して行動させると，3bの第3指と第4

指の体部位再現に境界がなくなることが確認された（図1.7）[11]．なお，ヒトでもそのような変化が起こることが判明している[13-14]．図1.8はヴァイオリンやチェロといった弦楽器奏者の脳と対照者の脳の組織化を比較したものである[15]．通常，右利き奏者の場合，ヴァイオリンの弦が張られているいわゆるネックを左母指で押さえるが，この指は弦のスライドに重要な役割をもっている．そして小指の運動も弦を押さえるのに動員される．普段，弦楽器奏者でなければ小指自体を独立して機能させた動きはほとんど行わないが，この2つの指の大脳皮質における身体部位再現を観察したところ，対照者に比べ演奏者は大脳皮質上での小指（D5）の再現領域が拡大することがわかった．

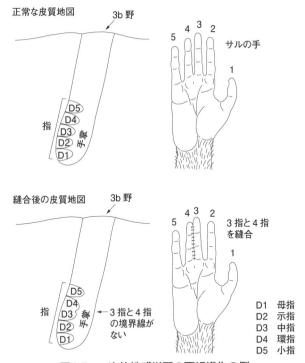

図1.7　一次体性感覚野の再組織化の例
サルの中指（D3）と環指（D4）を縫合し一定の期間行動させると，それに対応する一次体性感覚野（3b）の身体部位再現の境界がなくなることが確認された．
(Merzenich MM et al：Topographic reorganization of somatosensory cortical areas 3b and 1 in adult monkeys following restricted deafferentation. Neuroscience 8：33-55, 1983 より)

第1章 脳の中の身体地図と神経可塑性

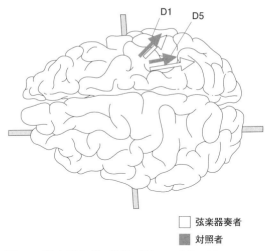

図1.8 弦楽器奏者の体性感覚野の身体受容野の変容
D1：母指，D5：小指
弦楽器奏者は左小指を利用して弦を押さえ操作する行為を盛んに行うことから，右体性感覚野の身体部位再現領域が対照者に比べ拡がっている．
(Elbert T et al：Increased cortical representation of the fingers of the left hand in string players. Science 270：305-307, 1995 より)

また，幼少から弦楽器を練習していた対象者の方が，その領域の感受性が高いことが確認された．

加えて，身体環境の変化のみならず，ある一定の訓練によっても再現部位領域は変化し，身体地図が絶えずダイナミックに書き換えられることが明らかにされている．Jenkinsら[16]は，サルに毎日数時間指を回転させることができる溝つき円盤に触れさせる課題を数か月にわたって行った後，一次体性感覚野のニューロン活動を記録したところ，円盤に触れていた指の領域の3b野が3a野に向かって広がることを報告した．さらにサルに3本の指（示指，中指，環指）で回転する円盤に触れさせ，円盤を数千回回転させた後には，それら3指の体性感覚野の再現領域は拡大することが明らかにされた．同時に，円盤の回転課題に使用されなかった親指と小指の対応領域の面積が縮小することも確認された（図1.9）．これらの一連の神経可塑性を捉えた実験によって，ある身体経験が脳の生物学的な変化をもたらすことが実証された．

第1章 脳の中の身体地図と神経可塑性

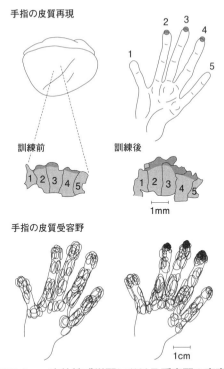

図1.9 一次体性感覚野における受容野の変容
凹凸の円盤に第2～4指を触れさせ，体性感覚入力を与えるとその受容野が拡大する．その一方で，入力を与えられなかった受容野（たとえば第5指）は縮小する．
(Jenkins WM et al：Functional reorganization of primary somatosensory cortex in adult owl monkeys after behaviorally controlled tactile stimulation. J Neurophysiol 63:82-104, 1990 より)

　こうした神経可塑性の発見は，身体を介した感覚情報処理過程を求めることが多いリハビリテーション医療において大きな意味を与えることになった．すなわち，これらの研究はリハビリテーション医療が外科的治療なしに脳の中の身体地図を書き換えることができることを証明する知見になったわけである．
　体性感覚刺激に積極的に注意を向けると，知覚的な意識（awareness）が生成される．たとえば，刺激がどこにされたか，接触した対象の形や材質はどういった性質であるかといった知覚情報処理には，体性感覚のみならず注意の神経基盤も必要である．この際，対象との接触に注意を向けた時のみに発

火するニューロン,接触に先行して発火するニューロン,さらには抑制されるニューロンが発見されており[17],注意によって反応性が変化することが明らかになっている[18].

このように,脳は注意を向ける意図によっても生物学的な変化を起こす.注意に反応するニューロンは,周辺の刺激に反応するニューロンよりも強く発火する[19].あるいは,対象に対する選択的な注意によって知覚を偏重させる.雑踏の中でも自分の名前を呼ぶ声は聞こえるといったカクテルパーティー効果にみられるように,注意が向けられた対象へのニューロンの反応が高まるわけである.脳が何をするかを決めるにあたってのこの選択的な注意は,刺激の新規性,あるいは情報の萌芽性と同等に脳を活性化させる.神経可塑性は能動的な身体経験に影響されることは言うまでもないが,単純に感覚刺激を与えるよりも,注意を刺激される対象に向けることによって,その身体部位再現が拡大することがわかっている[20-24].

1.6 一次運動野の身体部位再現の特徴

一次運動野(4野)においても脳の中の身体地図が発見されているが,その一方で,身体部位再現が2つ[24-25],あるいは複数[26-27]存在する知見が発表された.Strickらは手指の動きに対応するニューロン活動を記録し,一次運動野においてその対応領域が複数存在していることを明らかにした.これに関してStrickらは,RosenとAsanumaの実験成果[28]であった「一次運動野にも感覚情報が入っている」という知見を基に,一次運動野の吻側を占める旧知の領域(Old M1あるいは4a野[2])は,関節と筋の求心性信号の制御下,尾側を占める新規の領域(New M1あるいは4p野[3])は,触覚の求心性信号の制御下であることを突き止め,それらの情報に基づいて運動指令が行われるといった

---

[2] 系統発生的に古い領域.運動実行の性質が強く,その出力は皮質脊髄路や脊髄介在細胞を経由して行う.
[3] 高度な霊長類,特にヒトで発達させた領域.脊髄運動神経細胞上に直接シナプス結合するものであり,高度にスキル化された運動に関係し,単なる出力系ではなく,知覚を含めた複雑な運動に関与する.

第1章 脳の中の身体地図と神経可塑性

一次運動野内の機能的差異を発見した（**図1.10**）[27]．とりわけ，吻側は近位の身体（上肢で言えば肩），尾側は遠位の身体（手指）のニューロンが豊富である．これについては，ヒトの行為の特徴に由来していると考えられている．肩などの近位の関節運動は対象物と直接接触しないために，あくまでも関節・筋からの固有感覚情報に基づいた運動指令を行っているが，手指は物体に直接接触するため，皮膚触覚の情報に基づきながらも運動指令を行う特徴がある．また，皮質脊髄路に情報を伝達するCM細胞と電気刺激（低電流閾

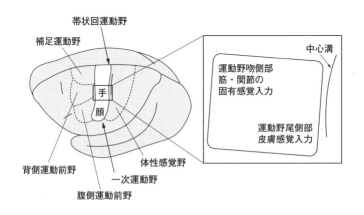

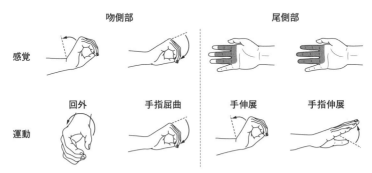

図1.10 一次運動野吻側部（4a）と尾側部（4p）の機能的相違
上段：一次運動野の手の領域．前部である吻側部がOld M1（4a），後部である尾側部がOld M1（4p）．
下段：吻側部は手関節の固有感覚ならびに前腕回外，手指屈曲に反応，尾側部は皮膚触覚，手関節伸展，手指伸展に反応．
(Strick PL et al：Multiple representation in the primate cortex. Brain Res 154: 366-370, 1978 より)

第1章 脳の中の身体地図と神経可塑性

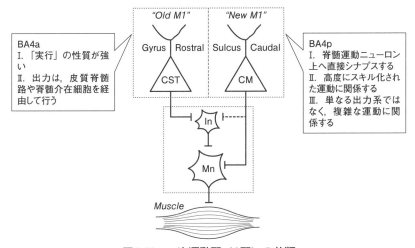

図1.11 一次運動野（4野）の分類
Old M1：BA4a野，New M1：BA4p野，BA：Brodmann area.
(Rathelot JA et al：Subdivisions of primary motor cortex based on cortico-motoneuronal cells. Proc Natl Acad Sci USA 106：918-23, 2009 より)

値）で筋収縮が得られる領域の分布を示した研究では，CM細胞は4p野に集中していることがわかり，これらの研究成果は最終的に図1.11のように整理されている[29]．とりわけ，NewM1と称される4p野は手を使って道具を操作する類人猿から特に発達した領域であり，脊髄運動神経細胞を直接的に興奮させる経路をもっている．一方で，下等な動物では一次運動野から脊髄運動細胞を直接興奮される経路が存在せず，脳幹や高位頸髄で一度介在ニューロンを介する脊髄固有路の経路による運動実行系のみを持つ．しかしながら，マカクサルでは直接的な経路も持ち，その髄節レベルからも圧倒的に手・手指ニューロンに相当することがわかっている（図1.12）[30]．

1.7　身体運動を担う一次運動野のニューロン特性

一次運動野からのインパルスは内包を通って延髄錐体で大部分（約85％）は交叉し，その軸索が下行して脊髄に至る．これを皮質脊髄路と呼び，この経路を通じて身体運動が出現する．よって，右手の動きは左脳の一次運動野の司令によって出現する．しかしながら，残りの約15％は同側を下行するた

第1章 脳の中の身体地図と神経可塑性

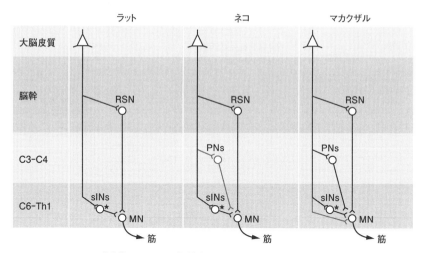

図1.12 哺乳類における皮質脊髄路の脊髄前角細胞への投射様式
RSN：網様体脊髄路ニューロン．PNs：脊髄固有ニューロン．sINs：髄節内介在ニューロン．MN：脊髄運動ニューロン．下等な動物では一次運動野から脊髄運動ニューロンを直接興奮される経路が存在せず，脳幹や高位頚髄で一度介在ニューロンを介する脊髄固有路の経路による運動実行である．しかし，マカクサルでは，直接的な経路をもち，その髄節レベルからも圧倒的に手・手指ニューロンに相当する．
(Isa T et al：Physiology 22:145-152, 2007 より)

めに，正常なヒトにおいても磁気などで一側の一次運動野を刺激すると両側の動きが誘発される．Tanjiら[31]は，左右手を動かした時の一次運動野のニューロン活動を記録することに成功し，対側性支配に加え，両側性支配の存在も明らかにした．一次運動野のニューロンには対側性，同側性，両側性に再現されるが，最もよく観察されるニューロンは対側型，次いで両側型，同側型である．

なお，これらの型のニューロン活動は補足運動野や運動前野（6野）でも認められ，運動プログラムの中枢においても両側性支配がみられると同時に，6野からのインパルスは一次運動野へ送られるだけでなく，一次運動野を介さず直接的に網様体脊髄路を通じて脊髄運動ニューロンを興奮させる．この経路は同側を下降することが知られており，皮質脊髄路が四肢の運動指令を担うのに対して，網様体脊髄路は四肢の運動に随伴する頸部・体幹の運動指

令を担うのが特徴である[32].

1.8　一次運動野の可塑的変化機構

　一次体性感覚野のみならず，一次運動野においても同様な可塑的変化が認められている．Sanesら[33]は，微小電気刺激によって成熟ラットの運動野の身体部位再現に変化が起こることを発見した．その後，Nudoら[34]は，リスザルに前肢を使う運動課題を与え，皮質内微小刺激法（intracortical microstimulation：ICMS）で訓練前後の一次運動野の再現部位を調査した．その結果，指を主に使用する運動課題では，指を支配する領域が拡大することが確認され，前腕を使う運動課題では，その訓練によって前腕の領域が拡大することが明らかにされた．加えて，指の課題の訓練後では前腕の領域が，前腕の課題の訓練後では指の領域の縮小が認められることが報告された．また，それらの身体経験はなるべく早期に行うことが一次運動野の身体地図の書き換え，影響を強く与えることが明らかにされた．

　これらの結果は，一次運動野も一次体性感覚野同様に身体地図が固定されたものではなく，末梢器官あるいは中枢器官で生じた変化に際して機能的な再編成，すなわち新たな組織化が起こることを示している．また，このような変化が幼若ラットのみならず成体のラットで起こりうる点は，脳の可塑性が加齢後においても残存していることを明らかにすることになった．一次運動野の身体地図も，挑戦する運動課題によって絶えず生物学的変化としてダイナミックに変化し続けているわけである．

1.9　脳の中の身体地図の再編成

　これまで述べてきたように，どうやら脳の身体地図は生得的に固定されたものではないようである．Ponsら[35]は，サルの片方の腕から脊髄への神経線維を切断した後，大脳皮質から出力される信号を記録した．さらにその切除手術から11年経過したサルに麻酔し，体性感覚の身体地図を記録した．当然のように麻痺した手，すなわち神経線維が完全に切断された手を刺激しても，それに対応した領域の活動は起こらない．しかしながら，サルの顔面を触れて刺激を与えると，驚くことに麻痺した手の刺激ではまったく反応を示

第1章 脳の中の身体地図と神経可塑性

さなかった手の感覚領域が活性化したのである．顔面に感覚刺激を与えると手の対応領域を活性化させるこの身体地図の驚くべき変化は，脳の中の身体地図の生物学的変化そのものであると言える．

幻肢（phantom limb）を呈するヒトを対象にした調査でも，脳の中の身体地図の再編成が確認されている．Ramachandran[36]は，左腕を失っている切断者を閉眼させ，Q-tip（綿棒）を用いて被験者の頬に触れ，「どんな感じか」と問いかけた．すると，切断者は頬を触れられている感じ以外に「左指にも触れられている感じがする」と答えた．さらに，触れる場所を少し変えてみると「左親指」と明確に答えた．そして，触れる場所を上唇に変えると「示指」，下顎に変えると「小指」と答えた．これを顔面で繰り返すと次第に顔面上に失った手の形がくっきりと浮き上がった（図1.13a）．彼は続けて同じ切断者のほかの体表面を同じ方法で調べた．胸部，右肩，右下肢，腰部と触れたが，そのような投射性感覚（referred sensation）は生じなかったが，切断肢の断端の上の部分に2つめの身体地図が描かれることを発見した（図1.13b）．つまり，ヒトの知覚体験は，必ずしも求心性の感覚フィードバックに準じて

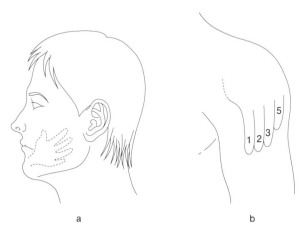

図1.13 幻肢を有する者の身体知覚の変容

上腕切断者の顔面を触れると手の知覚が生まれる（a）．また，残存した上腕部を触れても手指の知覚が生み出される（b）．

(Ramachandran VS : Phantom limbs, neglect syndromes, repressed memories, and Freudian psychology. Int Rev Neurobiol 37:369-372, 1994より)

第1章　脳の中の身体地図と神経可塑性

精密に起こるわけでなく，脳の中の身体地図の状況に基づき生まれるわけである．

後にこの臨床知見を決定的なものとするために，脳磁図（magnetoencephalogram：MEG）を用いて調べられた．すると，切断者の脳の中の身体地図は大きく変化することが発見された[37]．この発見は触覚のみならず，温度覚や痛覚においても認められ，触覚と同じく正確に組織化された新しい神経結合が起こることが周知となった．

1.10　豊かな環境および能動的探索と神経可塑性

学習や記憶が生まれる背景には，生物学的な変化が存在する．その代表的な変化がシナプス可塑性である．Rosenzweigら[38-39]は，環境を変化させることによってラットのシナプス結合に違いが生じることを発見した．ここでは3つの環境を設定している（図1.14）．一つはaのように餌のみ与えられる環境，もう一つはbのように餌を与えられ，数匹で育てられる環境，そして最後はcのように何匹かのラットと共に餌が与えられ，さらに複数の遊具が与えられた環境で育てられるものである．この3つの異なるゲージである一定期間育てられた後，ラットの脳細胞が染色された結果，cの多様な環境で育てられたラットの脳で樹状突起の分枝が増加した．樹状突起の分枝の増加はシナプスの増加を表すため，豊かな環境（enriched environment）は神経可塑性に影響を及ぼすことが示唆された．この成果をヒトに置き換えてみると，多くの他者と道具と相互作用することが神経可塑性にとって有効なツールになると言えるであろう．

これに対して，最近になってこの豊かな環境は単に多くの刺激を受けることではないことが示されている．例えば，ただ道具で遊ぶのではなく目標指向的に行動を起こすこと，そしてそれが能動的かつ挑戦的課題のように，餌をとるための運動スキルが要求される課題プロセスが含まれていることなど，課題に意味があることが神経可塑性に影響することが示されている[40]．運動スキル学習に関係する構造的可塑性の根拠は，横断調査の結果から多くの大脳皮質領域の構造的変化を起こさせることが示されている[41]．今日ではこの構造的変化は，灰白質可塑性を示す軸索発芽（axon sprouting），樹状突

第1章 脳の中の身体地図と神経可塑性

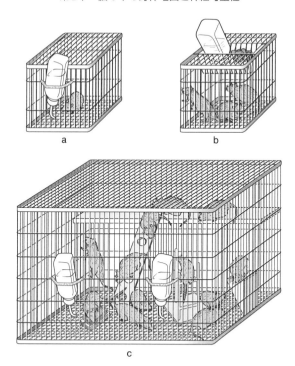

図1.14 豊かな環境がシナプス可塑性に及ぼす影響
乏しい環境(a), コントロール環境(b), 豊かな環境(c).
豊かな環境(enriched environment)で育てられたラットの樹状突起の分枝が, 他の環境よりも多くなることが確認された.
(Rosenzweig MR：Effects of differential experience on the brain and behavior. Dev Neuropsychol 24：523-540, 2003より)

起分枝形成・シナプス形成(dendritic branching and synaptogenesis), 神経細胞新生(neurogenesis), グリア数と形態の変化(changes in glial number and morphology), 灰白質内の血管新生(angiogenesis)と白質可塑性を示す 神経線維編成(fiber organization：軸索突起分枝形成, 発芽, 密度, 軸索直径, 線維交差, 軸索数を含む), 無髄軸索の髄鞘形成(myelination of unmyelinated axons), 髄鞘の厚さと形態の変化(changes in myelin thickness and morphology), 星状膠細胞形態あるいは数の変化(changes in astrocyte morphology or number), 白質内の血管新生(angiogenesis)のことを指す[42].

第1章 脳の中の身体地図と神経可塑性

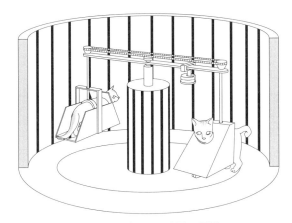

図1.15 ゴンドラ実験の風景
向かって左の子猫は右の子猫の能動的な動きによって受動的に動かされる．両者は同じ視覚刺激を受けるにもかかわらず，このゴンドラ体験後，受動的な子猫は視空間認知や危険回避のエラーが生じることが確認された．
(Held R et al：Movement-produced stimulation in the development of visually guided behavior. J Comp Physiol Psychol 56:872-876, 1963 より)

　能動的探索が行動に影響を与えるといった示唆は脳・神経科学だけでなく，古くは心理学実験で多く確認されている．たとえば，ネコのゴンドラ実験（図1.15）として有名なHeldらの研究結果[43]もその一つである．Heldらは生後間もない2匹のネコをある環境に10日間おいた後に，両者の視覚的行動を分析した．その結果，能動的に自らの足で動いたネコでは断崖を避けたり，近づいてくる対象に目を向けたりとオプティカルフロー（optical flow）[4]な環境での視知覚に問題がみられなかったが，ゴンドラに乗せられ受動的にしか動けなかったネコではそれら視知覚の発達がみられなかった．この実験結果は，環境と自らの身体との相互作用による知覚運動体験がいかに行動の発達にとって重要であるかを知らせることになった．神経科学的研究，心理

---

[4] 環境内を移動するときの網膜上に動く特有の変化のこと．光学的流動パターンともよばれる．オプティカルフローには，空間や対象に関する情報など高次の情報があると考えられている．

学的研究のどちらにせよ，豊かな環境で自らの身体を介して知覚運動探索し，そしてその知覚運動経験が豊富なケースがより神経可塑性を促進させ行動を発達させることは言うまでもないであろう．

引用文献

1) Penfield W et al：The Cerebral Cortex of Man. New York, Macmillan, 1950.
2) Penfield W（塚田祐三，他訳）：脳と心の正体．文化放送出版部，1978.
3) 岩村吉晃：神経心理学コレクション タッチ．医学書院，2001.
4) Iwamura Y et al：Overlapping representation of fingers in the somatosensory cortex (area2) of the conscious monkey. Brain Res 197:516-520, 1980.
5) Bodegard A et al：Hierarchical processing of tactile shape in the human brain. Neuron 31:317-328, 2001.
6) Servos P et al：fMRI-derived cortical maps for haptic shape, texture, and hardness. Brain Res Cogn Brain Res 12:307-313, 2001.
7) Conti F et al：Bilateral receptive fields and callosal connectivity of the body midline representation in the first somatosensory area of primates. Somatosens Res 3:273-289, 1986.
8) 岩村吉晃：体性感覚の階層的処理と触知覚．神経進歩 48:510-522, 2004.
9) Manzoni T et al：The callosal connections of the primary somatosensory cortex and the neural bases of midline fusion. Exp Brain Res 76:251-266, 1989.
10) Iwamura Y et al：Bilateral activity and callosal connections in the somatosensory cortex. Neuroscientist 7:419-429, 2001.
11) Merzenich MM et al：Topographic reorganization of somatosensory cortical areas 3b and 1 in adult monkeys following restricted deafferentation. Neuroscience 8:33-55, 1983.
12) Merzenich MM et al：Somatosensory cortical map changes following digit amputation in adult monkeys. J Comp Neurol. 224:591-605, 1984.
13) Mogilner A et al：Somatosensory cortical plasticity in adult humans revealed by magnetoencephalography. Proc Natl Acad Sci USA 90:3593-3597, 1993.
14) Weiss T et al：Rapid functional plasticity of the somatosensory cortex after finger amputation. Exp Brain Res 134:199-203, 2000.
15) Elbert T et al：Increased cortical representation of the fingers of the left

hand in string players. Science 270:305-307, 1995.
16) Jenkins WM et al：Functional reorganization of primary somatosensory cortex in adult owl monkeys after behaviorally controlled tactile stimulation. J Neurophysiol 63:82-104, 1990.
17) Iriki A et al：Pupillometrics reveals attention-induced neuronal activities in the monkey somatosensory cortex. Neurosci Res:173-181, 1996.
18) Burton H et al：Tactile-spatial and cross-modal attention effects in the primary somatosensory cortical areas 3b and 1-2 of rhesus monkeys. Somatosens Mot Res 17:213-228, 2000.
19) Desimone R：Neural mechanisms for visual memory and their role in attention. Proc Natl Acad Sci USA 93:13494-13499, 1996.
20) Recanzone GH et al：Progressive improvement in discriminative abilities in adult owl monkeys performing a tactile frequency discrimination task. J Neurophysiol 67:1015-1030, 1992.
21) Recanzone GH et al：Topographic reorganization of the hand representation in cortical area 3b owl monkeys trained in a frequency-discrimination task. J Neurophysiol 67:1031-1056, 1992.
22) Recanzone GH et al：Frequency discrimination training engaging a restricted skin surface results in an emergence of a cutaneous response zone in cortical area 3a. J Neurophysiol 67:1057-1070, 1992.
23) Recanzone GH et al：Changes in the distributed temporal response properties of SI cortical neurons reflect improvements in performance on a temporally based tactile discrimination task. J Neurophysiol 67:1071-1091, 1992.
24) Strick PL et al：Two representations of the hand in area 4 of a primate. I. Motor output organization. J Neurophysiol 48:139-149, 1982.
25) Strick PL et al：Two representations of the hand in area 4 of a primate. II. Somatosensory input organization. J Neurophysiol 48:150-159, 1982.
26) Pappas CL et al：Double representation of the primate motor cortex. Brain Res 167:412-416, 1979.
27) Strick PL et al：Multiple representation in the primate cortex. Brain Res 154:366-370, 1978.
28) Rosen I et al：Peripheral afferent inputs to the forelimb area of the monkey motor cortex: input-output relations. Exp Brain Res 14:257-273, 1972.
29) Rathelot JA et al：Subdivisions of primary motor cortex based on cortico-motoneuronal cells. Proc Natl Acad Sci USA 106:918-23, 2009.
30) Isa T et al：Direct and indirect corticomotoneuronal pathways and

hand/arm movements. Physiology 22:145-152, 2007.
31) Tanji J et al：Neuronal activity in cortical motor areas related to ipsilateral, contralateral, and bilateral digit movements of the monkey. J Neurophysiol 60:325-343, 1988.
32) 高草木薫：大脳基底核による運動の制御. 臨床神経 49：325-334, 2009.
33) Sanes JN et al：Plasticity and primary motor cortex. Annu Rev Neurosci 23:393-415, 2000.
34) Nudo RJ et al：Neural substrates for the effects of rehabilitative training on motor recovery after ischemic infarct. Science 272:1791-1794, 1996.
35) Pons TP et al：Massive cortical reorganization after sensory deafferentation in adult macaques. Science 252:1857-1860, 1991.
36) Ramachandran VS：Phantom limbs, neglect syndromes, repressed memories, and Freudian psychology. Int Rev Neurobiol 37:369-372, 1994.
37) Ramachandran VS, Hirstein W：The perception of phantom limbs. The D. O. Hebb lecture. Brain 121:1603-1630, 1998.
38) Rosezwig MR：Brain changes in response to experience. Sciencefic American 22:22-30, 1972.
39) Rosenzweig MR：Effects of differential experience on the brain and behavior. Dev Neuropsychol 24:523-540, 2003.
40) Murphy TH, Corbett D：Plasticity during stroke recovery: from synapse to behaviour. Nat Rev Neurosci 10:861-872, 2009.
41) Dayan E, Cohen LG：Neuroplasticity subserving motor skill learning. Neuron 72(3):443-454, 2011.
42) Zatorre RJ, Fields RD, Johansen-Berg H：Plasticity in gray and white: neuroimaging changes in brain structure during learning. Nat Neurosci 15(4):528-536, 2012.
43) Held R et al：Movement-produced stimulation in the development of visually guided behavior. J Comp Physiol Psychol 56:872-876, 1963.

第2章
脳卒中後の運動機能回復の神経メカニズム

2.1 脳の修復とは

　脳の修復（brain repair）とは脳損傷後に起こる脳の構造や機能がいくつかの側面を経て回復していく過程であり，その過程は自然的かつ治療的に導かれていく[1]．この様相は質的にも変化しながら回復するのが通例であり，これに関わるのが，いわゆる脳の可塑性（plasticity）である．脳・神経系は外界に適応する過程において，常に機能的あるいは構造的な変化を起こすが，この変化の性質を一般的に可塑性と呼ぶ．

　こうした脳の修復は時間感受性をもっており，時間経過とともに自然的に可塑的変化を引き起こしていく（図2.1）[2]．こうした時間的感受性の特性を活かしたものがリハビリテーションの早期開始である[3]．

　一方，脳の修復は治療的に導かれていくという視点の代表的なものが，経験依存的に変化することを示したさまざまな知見である．たとえば，コンドロイチン分解酵素ABC治療（薬物治療）に課題指向型のリハビリテーション手続きを組み合わせると，その対象群で有意な機能回復を起こす[4]ことといった知見は，適切な治療手続きが脳損傷後の機能回復を引き起こすために必要であることを示してくれている．

　一般的に脳卒中後の機能回復過程において，構造や機能が回復しながら変化することを脳の可塑性（brain plasticity）と呼ぶ（図2.2）[5]．そして，その可塑性から引き起こされる脳損傷後の回復メカニズムは，局所的変化（local processes）と中枢神経系の再組織化（reorganization of central nerve system）

第2章 脳卒中後の運動機能回復の神経メカニズム

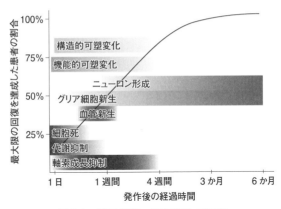

図2.1 脳の修復・再組織化の原理
(Stinear CM, Byblow WD：Predicting and accelerating motor recovery after stroke. Curr Opin Neurol 27(6)：624-630, 2014より)

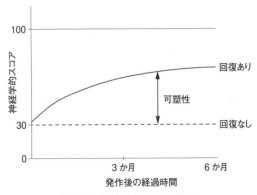

図2.2 脳卒中後の回復過程
(Calautti C, Baron JC：Functional neuroimaging studies of motor recovery after stroke in adults: a review. Stroke 34(6)：1553-66, 2003より)

に分類される．その詳細を表2.1に示す[6]．

2.2 脳の修復における局所的変化のメカニズム

局所的変化については浮腫の改善（resolution of edema），ペナンブラの改善（resolution of ischemic penumbra），ディアスキシス改善（resolution of remote functional depression：diaschisis）の3つがあげられている（表2.1）．

第2章　脳卒中後の運動機能回復の神経メカニズム

表2.1　脳損傷後の神経可塑性の機序

メカニズム	時期
［局所的変化］	
浮腫の改善	数週間から2か月
ペナンブラの改善	数時間から数週間
ディアスキシスの改善	数日間から数か月間
［脳の再組織化］	
神経伝達物質の変化	数週間から数年間
抑制経路（サイレントシナプス）の顕在化	直後から数か月間
シナプス形成	数週間から数か月間

(Teasell R, Bayona NA, Bitensky J：Plasticity and reorganization of the brain post stroke. Top Stroke Rehabil 12(3)：11-26, 2005 より)

　脳浮腫は損傷脳組織の周辺領域で起こり，損傷していない箇所が浮腫によって圧迫を受けることによって，それらの領域に一時的に機能不全を起こす．急性期の意識障害もこれに該当することが多い．したがって，これらは発症後早期の急性期に起こる．脳卒中後の医学的管理により，損傷周辺領域で起こる浮腫は改善されるが，一般的にこの過程は8週間ほど継続することが確認されている[7]．

　虚血性ペナンブラとは脳虚血中心の周辺部分の壊死が起こらない程度の血流低下のことであり，梗塞巣と正常脳組織の中間に位置する神経細胞が乏血状態を呈することを指す．この乏血状態からの素早い回復（3時間以内）が急性期治療の重要なターニングポイントと言われている．その治療の代表的なものが血栓融解療法であるが，なかでもtPA（組織性プラスミノーゲン活性化因子）治療がよく知られている．このような早期の血管再開通によって梗塞への移行を阻止することが期待できる．脳梗塞発症後3時間以内のtPAが発症後3か月時点での臨床アウトカムを改善させることが示されている一方で，それらの患者のおよそ半数は長期にわたり活動制限（activity limitation）を経験することもわかっており[8]，その期間のリハビリテーション医療による介入がいかに重要かがわかる．

　ディアスキシスは機能解離とも呼ばれ，脳損傷部位とは隣接していないが神経線維により連結されている遠隔領域で一時的に代謝や生理機能不全を起こすことである．この際，機能解離はいくつかのタイプが確認されている

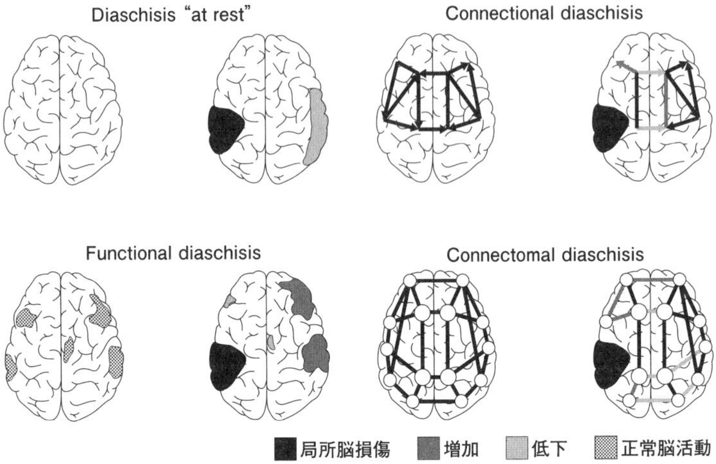

第2章　脳卒中後の運動機能回復の神経メカニズム

図2.3　機能解離（diaschisis）のタイプ

左：機能解離前，右：機能解離後
Diaschisis at rest：局所脳損傷が遠隔領域の代謝低下を惹起する．
Functional diaschisis：選択課題中の正常脳活動が変化し，損傷後に増加/低下する．
Connectional diaschisis：選択したネットワークの結合の強さや方向が，増加/低下する．
Connectomal diaschisis：連結ネットワークの損傷が，コネクティビティ増加/低下を含んだ広範な脳ネットワーク組織化を惹起する．
(Carrera E, Tononi G：Diaschisis:past, present, future. Brain 137(Pt9)：2408-2422, 2014 より)

（図2.3）[9]．それは局所脳損傷が遠隔領域の代謝低下を惹起してしまうタイプ（diaschisis "at rest"）．また，正常な脳活動を示した領域が脳損傷後にその働きを強め活動を増加させたり，あるいは低下させたりして本来の関係性を弱めてしまうタイプ（functional diaschisis）．一方で，最近の研究手続きは領域間のつながりを調べることができる．それによって発見されたタイプがある領域間の結合の強さや方向が増加したり低下したりするタイプ（connectional diaschisis）と連結ネットワークの損傷が各領域の間のコネクティビティを増加させたり低下させることで広範な脳ネットワーク組織化を惹起するタイプ（connectomal diaschisis）である．後者は局所の働きの低下ではなく，それをつなぐ線維の強化・低下を示す知見である．最近になって灰白質の機能的変化のみならず白質線維の機能的変化が起こることがわかっており，これに関

してはもはや局所的な問題ではなく，中枢神経系の再組織化に関わる問題であるとも言えよう．

2.3 脳の修復における中枢神経系の再組織化

中枢神経系の再組織化に関しては，シナプス形態変化に伴うシナプス接続の可塑性を示す．その際，神経線維の発芽，伸展，新生，消失などが繰り返されたり，正常では利用されていない経路の利用などによって機能回復が起こる．これらは発症直後から起こり始め，数か月間続いていく．さらに広範な神経ネットワークの再組織化は年単位で続いていく．これらの多くの再組織化はいわゆる脳卒中後の回復期と呼ばれる時期に起こる．その構造・機能変化を概観してみると，中枢神経損傷後の回復機序として図2.4のような段

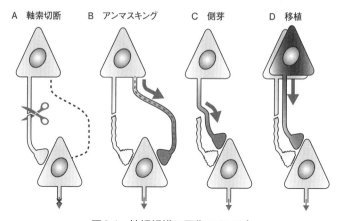

図2.4 神経組織の回復のタイプ

神経細胞死と神経回路ネットワークにおける軸索切断（lesion）によって求心路遮断が起きるか，それにより機能障害を起こす．一方，いくつかの過程がネットワーク機能を回復させ，そして回復に導くことができる．たとえば，損傷細胞内の残存結合が強化され，サイレント経路がアンマスキング（unmasking）されたり，側芽（sprouting）によって，神経遮断に橋を架けることが確認されている．将来的には，神経移植（transplantation）によって中枢神経損傷を軽減することが期待されている．

(Taub E, Uswatte G, Elbert T : New treatments in neurorehabilitation founded on basic research. Nat Rev Neurosci 3(3)：228-236, 2002より)

第2章 脳卒中後の運動機能回復の神経メカニズム

階が示されている[10]．神経損傷（lesion）をきたすと(A)，もともと存在していたが抑制されていたシナプス結合が顕在化（unmasking：アンマスキング）する段階(B)，軸索の側芽形成による修復（sprouting）する段階(C)が確認されている．自然的治癒ではここまでだが，将来的には神経幹細胞によってつくられた神経細胞（neuron：ニューロン）の移植（transplanation）によって神経損傷を修復する可能性(D)も示されている．

　このように中枢神経系の再組織化では，神経伝達物質の変化，同側および代償経路のアンマスキング，シナプス形成があり，これらは数週間から数年間の遅い時期（回復期）に起こる．局所的変化と違って中枢神経系の再組織化は，リハビリテーションの量や質の影響を受けやすいことから，特に関心が寄せられる．代償経路のアンマスキングは，普段は活動していないが，脳損傷などにより主要な神経回路が障害されると活動し始める回路のことである．その具体例としては，非交叉性皮質脊髄路の動員があげられる．皮質脊髄路には延髄の錐体部で交叉する神経線維（約85％）と交叉せずに同側を下行する神経線維（約15％）があり，通常は交叉性の神経線維が主に活動している（図2.5A）．しかしながら，脳損傷などにより対側の交叉性神経線維の活動が認められなくなると，同側の非交叉性神経線維が活動するようになる（図2.5B）[11]．過去のヒトを対象としたいくつかのfMRI研究によっても，片麻

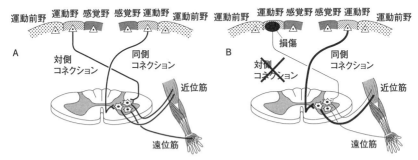

図2.5　一次運動野損傷による非交叉性皮質脊髄路の動員
A：通常では対側の交叉性皮質脊髄路が優位に活動する．
B：運動野損傷により交叉性皮質脊髄路が活動しなくなると，同側の非交叉性皮質脊髄路が活動するようになる．その場合，近位筋の運動コントロールが中心になる．
(Sadowski B：Plasticity of the cortical motor system. J Hum Kinet 20(1)：5-22, 2008より)

第2章 脳卒中後の運動機能回復の神経メカニズム

痺側と同側の感覚運動野の活性化が起こると非交叉皮質脊髄路の動員が起こり，それによって片麻痺からの機能回復が促進されると言われている[12]．これは脳損傷後に皮質間抑制の解除を行うことによって，その経路が随意運動制御に動員されると考えられている[13]．これらのことから，機能回復には両側性の神経結合が構築されることが古くから示されている[14]．こうした機能回復プロセスは総じてこれまでの研究成果から，1) 非麻痺側皮質脊髄路の軸索分枝，2) 麻痺側皮質脊髄路の新生，3) 同側皮質脊髄路の関与，4) 脳幹網様体脊髄路の関与，5) 非交叉皮質脊髄路の動員，6) 皮質間抑制性の解除があげられているが，なかでもNudoら[15]は，脳損傷後の神経可塑性のメカニズムとして特に重要な過程が，①非損傷側の運動皮質領域における機能的変化，②残存皮質における機能的変化，③これら2つの過程が相互に関係した機能的かつ神経学的な再組織化であると述べている．

一方，中枢神経系の再組織化におけるシナプス可塑性の分子メカニズムとしては，恒常的可塑性（homeostatic plasticity）とヘブの可塑性（Hebbian plasticity）の2つが確認されている．前者は神経細胞の興奮性が恒常性に維持されるといった可塑的変化である．これは発火頻度が過剰に増加すれば興奮性シナプス入力が減少し，過剰に減少すれば興奮性シナプス入力が増加することで神経細胞の発火頻度の恒常性を保つ現象であり，いわゆる自然的治癒を示す（図2.6）[16]．一方後者は，いわゆるヘブ則とも呼ばれ，シナプス結合した複数の神経細胞が同時もしくは関連して発火することにより，その神経伝達がより増強されるという現象のことである（図2.7）．これは活動依存的あるいは経験依存的な可塑性（activity-dependent neuroplasticity）とも呼ばれ，脳卒中後の運動機能回復を例にあげると，麻痺肢にて特定の運動課題の遂行を求めることで，その課題を遂行するための麻痺肢の運動に関わる神経回路が修飾・強化されるようになることである．

サルの麻痺肢の運動経験によって運動機能回復が促進した代表的な研究はNudoら[17]によるものであるが，彼らはサルの一次運動野の手領域に損傷を生じさせた後，自然的治癒のみの場合と手の運動課題を実施させた場合の一次運動野の体部位再現領域の違いについて検討した．その結果，手領域の部分損傷後，自然回復した場合には残存している手領域は縮小し，損傷してい

第2章　脳卒中後の運動機能回復の神経メカニズム

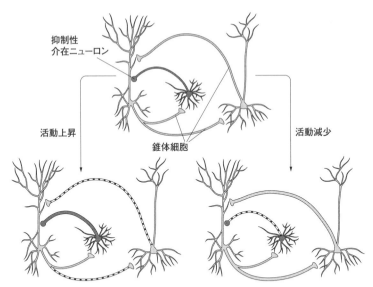

図2.6　大脳皮質ネットワークにおける興奮と抑制バランスの恒常性制御（Homeostatic Plasticity）
大脳皮質のネットワークとしての活動は興奮性と抑制性のフィードバックにより調整されている．錐体細胞は他の錐体細胞上に興奮性の出力を行い，抑制性介在ニューロン上にも同様に興奮性の出力を行う．この抑制性介在ニューロンは興奮性出力を行う錐体細胞に対して抑制性の出力を行う．皮質内で活動が高まれば錐体細胞の興奮性出力が減少し，抑制性出力が増加する．これによってシナプス内の活動が調整される（左下）．一方，皮質内での活動が弱まると興奮性出力が増加し，抑制性出力が減少する（右下）．
(Turrigiano GG, Nelson SB：Homeostatic plasticity in the developing nervous system. Nat Rev Neurosci 5(2)：97-107, 2004 より)

ない肘・肩の領域が拡大することがわかった．一方，損傷後に麻痺手に強制的運動課題を実施させた場合には，残存している手の領域が拡大した（図2.8）．この研究から，運動皮質損傷後の麻痺肢の使用は残存した脳領域の機能的再組織化に重要な役割を果たすこと，そして残存した脳領域が損傷した領域の機能を代行することがわかる．また，その機能代行に関しては，一次運動野内の手の領域が損傷すると，腹側運動前野の手の領域と一次体性感覚野の皮質内の結合が新しく生まれることが明らかにされている（図2.9）[18]．この結果を解釈すると，腹側運動前野の働きが機能代行していると考えられ

第2章　脳卒中後の運動機能回復の神経メカニズム

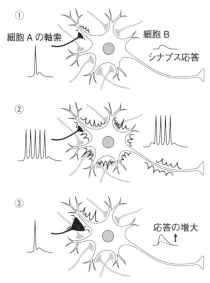

図2.7　ヘッブの可塑性の概念図
細胞Aは細胞Bにシナプスを形成している（①）．細胞Aが連続的に発火して入力する，もしくは他細胞からの入力が加わることによって細胞Bが発火する時（②），その発火に寄与した細胞Aとの間のシナプスが強化される（シナプス応答が増大する）（③）．これらの神経可塑性に基づき，ニューロンAの発火がニューロンBを発火させると2つのニューロン間の結合が強まる．
(Hebb DO : The Organization of Behavior: A Neuropsychological Theory. New York, Wiley & Sons, 1949より)

る．このように領域が機能を代行するシステムだけでなく，ある領域とある領域の機能結合，すなわちネットワークが経験によってダイナミックに再構築することがわかっている．

2.4　グリア細胞とシナプス形成の役割

　神経の側芽形成において，軸索の再生は機能回復にとって重要であることは言うまでもない．再生した軸索は正しい経路を見出して標的細胞に対して神経結合していくが，軸索再生が不良な場合は短い距離しか伸びず，異所性投射になることで機能改善が不良になることがある．標的細胞に軸索を誘導するのに欠かせないのがグリア細胞である．グリア細胞はニューロンと同じ

第2章 脳卒中後の運動機能回復の神経メカニズム

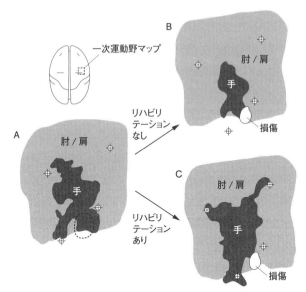

図2.8 一次運動野内の手の領域の部分損傷後の体部再現領域の変化
Aの点線で囲まれた部分, B・Cの白い部分は部分損傷させた領域を示している.
A：一次運動野損傷前の手・肘・肩の体部位再現領域.
B：一次運動野内の手の領域の部分損傷後, リハビリテーションなしで自然回復させた場合の手・肘・肩の体部位再現領域. 残存した手の領域が縮小し, 肘・肩の領域が拡大していることがわかる.
C：一次運動野内の手の領域の部分損傷後, 手の強制的運動課題を実施させた場合の手・肘・肩の体部位再現領域. 残存した手の領域が拡大していることがわかる.
(Nudo RJ：Remodeling of cortical motor representations after stroke：implications for recovery from brain damage. Mol Psychiatry 2(3)：188-191, 1997より)

ように神経幹細胞から分化されるが, グリア細胞はニューロンを物理的ならびに機能的に支持する役割をもっている. とりわけ, 近傍のニューロンに対し, 電気的に絶縁にしたり, 構造を支持したり, 栄養を与えたりすることによって再組織化の一翼を担っている. さらに, 死滅したニューロンを掃除するとともに機能修復に関与する.

　グリア細胞の数はニューロンの約10倍もあると言われるが, 最も大きいグリア細胞はアストロサイト（astrocyte）と呼ばれ, 脳全体にわたり, 血管とニューロンの細胞体に接合し, 血管からニューロンに化学物質を運ぶ役割を

第2章 脳卒中後の運動機能回復の神経メカニズム

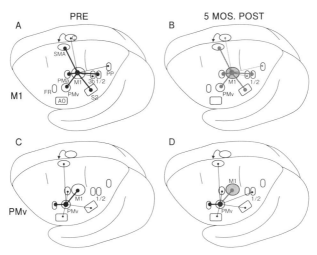

図2.9 一次運動野損傷後の皮質内ネットワークの再組織化
黒色の太い線は強い結合，黒色の細い線は弱い結合，灰色の線は消失した結合を示している．A：一次運動野損傷前の一次運動野（M1；primary motor cortex）のネットワーク．M1内の手の領域は，補足運動野（SMA；supplementary motor area），腹側運動前野（PMv；ventral premotor cortex），背側運動前野（PMd；dorsal premotor cortex），一次体性感覚野の1野・2野（1/2），二次体性感覚野（S2；secondary somatosensory area）と強い結合があり，帯状皮質運動野（C；cingulate motor area），一次体性感覚野3b野（3b），後頭頂葉（PP；posterior parietal cortex）と弱い結合がある．B：一次運動野損傷5か月後のM1のネットワーク．損傷前に認められた一次運動野の結合は消失している．C：一次運動野損傷前のPMvのネットワーク．PMvの手領域は，M1および前頭葉（FR；frontal rostral area）と強いネットワークがあり，SMA，PMd，前頭弁蓋（AO；anterior operculum），S2と弱い結合がある．D：一次運動野損傷5か月後のPMvのネットワーク．PMvとM1の結合が消失し，PMvの手領域と1/2の結合が新たに構築されている．

(Nudo RJ：Postinfarct cortical plasticity and behavioral recovery. Stroke 38(2 Suppl)：840-5, 2007 より)

もっている．すなわち，グリア細胞はニューロンを死滅させないための重要な機能を有しているわけである．我々は，脊髄損傷モデルラットを用い，それらを対象に足底接地を行い適切に荷重感覚を入れ歩行訓練を行った群と，足背接地し荷重感覚が不十分であった群とアストロサイトの面積を比較した結果，足底接地群で，アストロサイトの占める面積の増大を確認した[19]．同

第2章　脳卒中後の運動機能回復の神経メカニズム

時に単位面積あたりの神経の数が足底接地で多くなり，加えて，その群で歩行能力の向上を認めた．こうしたことからも，単純に歩行訓練を行うのではなく，その質にこだわることが重要であることが確認された．

　その他，オリゴデンドロサイト（oligodendrocyte）と呼ばれるグリア細胞は，ニューロンの軸索に巻きつき，その突起はミエリン（myelin）となり，それからなるミエリン鞘は神経伝達のスピード効率を高める役割をもつ．この神経伝達速度を上げるミエリン化は遠隔地を結ぶ神経ネットワーク形成において重要なプロセスであり，脳・神経系の発達の指標とされる．こうしたミエリン化について，プロの音楽家とそうでない者を比較したところ，手指を協調的に動かすのに必須の大脳皮質領域と音楽をつくるのに必要な高次機能に関与する領域とを結ぶ特定の白質部位のミエリン化が，プロの音楽家でより発達していることが明らかにされた[20]．また，**第1章**で取り上げた豊富な遊具や他の仲間と交流がある豊かな環境（enriched environment）で育ったラットは，大脳半球間を結ぶ脳梁においてミエリン化に基づく有髄神経線維が増えることが明らかにされている[21]．

　一方，非損傷半球においては機能回復に必要な神経回路の再編成に伴い，興奮性の神経伝達物質であるグルタミン酸が大量に放出されることがわかっている．このグルタミン酸は濃度が高くなりすぎると逆にニューロンを損傷させてしまう特徴があり，その濃度の調整に前述したグリア細胞が関与することがわかっている．たとえばTakatsuruら[22]は，生きたままの動物の神経を観察することができる二光子レーザー顕微鏡を用い，ラットの末梢神経を刺激した時の神経細胞およびグリア細胞の活動性を調査したところ，神経回路が再編成している時期ではグリア細胞の活動が高まっていることを発見した．これに対して，このグリア細胞が本来行っているグルタミン酸回収を抑制すると機能回復が起こらないこともわかった．こうした結果から，神経細胞周囲のグリア細胞によってグルタミン酸濃度が上昇しすぎないように調整されていることが脳梗塞後の機能回復に重要であることが明らかにされた．

　これに加えて，神経可塑性に基づく神経ネットワークの再編成においては，1）抑制性結合の獲得，そして，2）神経伝達物質のスイッチ，それに基づく，3）余剰配線の除去が発見され，理論化されている（**図2.10**）[23,24]．障害

第2章 脳卒中後の運動機能回復の神経メカニズム

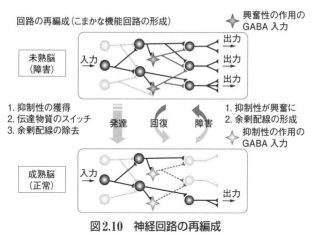

図2.10 神経回路の再編成
生理学研究所発達生理学研究系生体恒常機能発達機構研究部門ホームページ
(http://www.nips.ac.jp/hsdev/CRESTTop.html より)

を起こすとある入力に対して応答した一つのニューロンがシナプス結合する際，抑制性に働く神経伝達物質であるGABA回路が脱分極されているために連結している次の標的細胞が興奮性に働いてしまい，結果として出力が大きくなる．一方，神経ネットワークが再編成され脱分極化が収束すると，抑制性のGABA回路が形成され次の標的細胞の活動が抑制される．これに従い，出力は減弱化され必要最低限の興奮しか起こらない．定型的な運動発達や正常な運動学習の手続きにおいてもこの現象がみられるが，脳損傷後の回復過程においても同じ現象が確認されている．いずれにしても，グルタミン酸が抑えられると同時に，神経伝達物質の一つであるGABAの発現は神経細胞の興奮性を抑制する役割をもち，脳が正常に機能するのに重要な役割を果たしているわけである．

2.5 環境および経験依存に基づく神経可塑性

これまで述べてきたように，豊かな環境が神経可塑性にとって重要であることが示されているが，これは脳損傷後の機能回復にとっても同じである．たとえば，大きいケージの中にブランコや木製ブロックの遊具などを置き複数のラットと生活させた場合，豊かな環境で生活したラットの12週間後の運

第2章　脳卒中後の運動機能回復の神経メカニズム

動機能は，多くの遊具がない標準的ケージのラットと比較して有意に向上することがわかった[25]．さらに運動機能と神経機能の両者を確認した研究では，豊かな環境でリハビリテーションを行う麻痺側の運動機能が標準的な環境よりも促進され，第5層錐体細胞の樹状突起がより伸長し増大していることがわかった（図2.11）[26]．この際の重要なポイントが，麻痺肢を積極的に使用する課題指向型訓練が豊かな環境に組み込まれている点である．つまり単純な運動の繰り返しでなく，挑戦的課題に基づく運動スキルを要求した運動が行われているところに特徴がある．同じように，脳の身体地図を変化・拡大させるためには，運動学習を伴った課題を行うことが必要であることが提

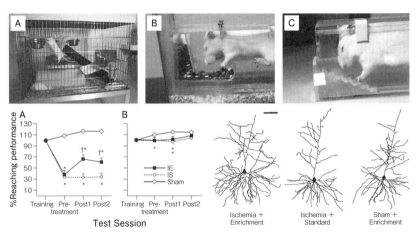

図2.11　豊かな環境におけるリハビリテーション介入による樹状突起の分枝の変化
上段：豊かな環境のリハビリテーションの条件．A：代表的な豊かな環境．B：リハビリテーションのリーチング装置．麻痺肢のskilled useを強化するために麻痺肢の下にエサを設置している．C：階段のリーチング課題．
下段左：前肢のリーチング能力の経時的変化．A：麻痺肢のリーチングスコア．B：非麻痺肢のリーチングスコア．IE, ischemic plus enrichment；脳虚血後に豊かな環境の条件．IS, ischemic plus standard；脳虚血後に標準的環境の条件．Sham；脳虚血なしで豊かな環境の条件．IEの麻痺肢パフォーマンスは，ISと比較して有意に向上した．
下段右：各条件における第5層の錐体路細胞の再組織化．
IEの樹状突起は，IS，SEと比較して複雑かつ長く増大した．

(Biernaskie J, Corbett D：Enriched rehabilitative training promotes improved forelimb motor function and enhanced dendritic growth after focal ischemic injury. J Neurosci 21(14)：5272-5280, 2001 より)

案されているが，この研究では，簡単に遂行できる課題では脳の身体地図に変化が起こらないことが確認されている[27]．

今日では，システマティックレビューにおいても，このような豊かな環境での飼育が脳損傷後の感覚運動機能を有意に向上させることが報告されている[28]．しかし，ただ単純に環境を与えるのではなく，そこには挑戦的課題に基づく目標指向的な運動スキルを求めたリハビリテーションが不可欠であることも示している．これらの研究により，麻痺肢を積極的に使用する環境ならびに感覚運動課題は，脳損傷後の神経可塑性を促進させ，麻痺肢の感覚運動機能を向上させることがわかる．また，行動的指標のみならず，縦断的調整においても運動スキル学習に関係する構造的可塑性が明確になっている[29]．さらには，脳梗塞ラットを用いて亜急性期および慢性期に社会的な隔離をする環境をつくり機能的・脳組織的な影響について調査した研究では，脳梗塞直後に隔離されたラットは隔離されなかったラットと比較して，脳梗塞後の組織学的損傷ならびにうつ症状の行動が増加し，神経成長を促進するタンパク質が減少することが明らかになった[30]．これらの研究成果をヒトに置き換えてみると，豊かな環境とは豊富な道具に基づく運動スキル要求課題と他者との社会的な関わりの2つであり，他者と社会関係を形成しつつ，適切な難易度に挑戦するプロセスこそが，神経可塑性ならびに運動機能回復を後押しする要因であることがわかる．

2.6 投射線維から考える運動機能回復

これまで述べてきたように，脳損傷後の運動機能回復プロセスには，中枢神経系の局所的変化と神経ネットワークの構築といった再組織化の手続きが含まれているが，実際のところは，このプロセスにはさまざまな要因が関与し，それが最終的な効果に影響することが報告されている．正常脳のシナプス組織化に影響する因子（表2.2）[31]と同様に，機能回復プロセスにもさまざまな要因が関与する．Cramerら[32]は，これまでの研究成果から，その要因には損傷の大きさ，損傷の部位，発症前の医学的合併症，発症前の能力，発症前の経験と教育，年齢，発症時の機能障害の重症度，機能障害の大きさ，急性期の介入，回復期の薬物療法，脳卒中後の運動療法の量，脳卒中後の運動

第2章 脳卒中後の運動機能回復の神経メカニズム

表2.2 正常脳のシナプス組織化に影響する因子

Factor	Example reference
①感覚運動経験	Greenough and Chang, 1989
②課題学習	Comeau et, 2010
③生殖腺ホルモン	Mychasiuk et al, 2010
④精神作用薬	Robinson and Kolb, 2004
⑤神経栄養因子	Monfils et al, 2008
⑥生物学的報酬	Fiorino and Kolb, 2003
⑦胎児期経験	
⑧社会的活動	Bell et al, 2010
⑨加齢	Kramer et al, 2004
⑩ストレス	McEwen, 2005
⑪抗炎症作用	Silasi and Kolb, 2007
⑫食物	Meck and Williams, 2003
⑬電気刺激	
Kinding	Teskey et al, 2006
LTP	Monfils et al, 2004
LTD	Monfils and Teskey, 2004
Surface cortical stim	Adkins et al, 2008

(Kolb B, Muhammad A：Harnessing the power of neuroplasticity for intervention. Front Hum Neurosci 8：377, 2014 より)

療法のタイプ,脳卒中後の医学的合併症,社会経済的地位,脳卒中後うつ,介護者,遺伝的性質が関係することを述べた.

　この要因の中でも,神経科学的要因としては損傷の大きさや部位が関連すると言われている.Rileyら[33]は一次運動野からの下行性経路の損傷度合い,あるいは梗塞巣の大きさと運動機能回復の関係を調べているが,下行性経路においては軽度から中等度損傷の患者では,大きな改善を示すことを明らかにした.同時に,個別の症例でトラクトグラフィー手法を用いて,その特徴を調べた結果,一次運動野からの下行性経路が37.5％損傷された症例では,治療後に運動機能が11ポイント回復したが,93.4％損傷症例では,治療後に運動機能が1ポイントしか回復しないことが示された.一方で,梗塞巣の大きさと運動機能回復スコアの変化の関係がみられなかった.また,一次運動野と背側運動前野からの下行の拡散の程度と握力との関係が確認されている[34].この研究では投射経路が拡散せず収束されると,筋力の回復が起こることを示唆した.このような結果から,皮質脊髄路といった投射経路の損傷

第2章　脳卒中後の運動機能回復の神経メカニズム

度合い，そしてその質的な回復プロセスに運動機能回復が影響を受けることが明らかになった．また，運動前野からの投射経路も回復プロセスに寄与していると言われている．それには2つの回復パターンが示されている[35]．図2.12Aは一次運動野ならびにそれから下行する投射線維の皮質脊髄路が軽微な損傷であることを仮想している．その際，同側の運動前野の機能が運動機能回復を補助するために図の太い破線で示されたように再組織化する．すなわち，一次運動野への入力を増大することで皮質脊髄路の興奮性を高め，そして，運動前野から直接的に脊髄運動神経細胞を興奮させる遠心性出力を増大させる．これに対して図2.12Bは一次運動野からの皮質脊髄路の損傷ならびに同側の運動前野の機能不全も大きい場合であり，重度な機能障害を呈した症例を仮想している．この場合，損傷半球の反対側の運動前野が回復を補助するために再組織化される．すなわち，太い破線のように損傷側の一次運動野の残存領域に入力を増大させる．このように損傷対側の運動前野の働きを巻き込みながら運動関連領域が再組織化される．しかしながら，直接的に

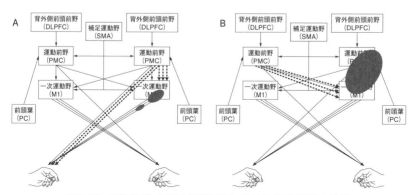

図2.12　脳損傷後の運動機能回復における運動前野の役割
灰色の部分は損傷領域，点線の矢印は運動前野の再組織化を示している．
A：一次運動野または皮質脊髄路内の局所的な損傷の場合，損傷側の運動前野が再組織化に関与する．
B：一次運動野または皮質脊髄路内の広範囲な損傷の場合，非損傷側の運動前野が再組織化に関与する．

(Kantak SS, Stinear JW, Buch ER, Cohen LG：Rewiring the brain：potential role of the premotor cortex in motor control, learning, and recovery of function following brain injury. Neurorehabil Neural Repair 26(3)：282-92, 2012より)

第2章　脳卒中後の運動機能回復の神経メカニズム

脊髄運動神経細胞の興奮性を強化させることが難しく，ゆえに運動機能回復には限界がある．

最近になって脳損傷後の運動機能回復とともに神経の再組織化も経時的な変化を示すことがわかっている．Nishimuraら[36]はサルの皮質脊髄路の損傷後にリハビリテーション介入を行い，その間の手の運動機能回復過程における回復初期（1か月）と回復安定期（3か月）の脳活動の違いについて調査した．結果は，摘み動作の成功率が80％の回復初期では対側のみならず同側の一次運動野の活動を認め，摘み動作の成功率が100％の回復安定期になると，同側の一次運動野の活動は低下し，対側の一次運動野の活動増加および領域の拡大を認めた．この成果から，通常は手や足を使っている際，同側の脳活動は抑制されているが，損傷後はこの抑制が緩和され，同側の脳領域が活動することによって損傷した対側の神経回路の回復を促進していることが考えられる．そして，損傷した神経回路が十分に回復すると，同側の脳領域は損傷前と同じように再び抑制されるようになることが考えられている．

マカクザルの第5頸髄からの皮質脊髄路切断した際，手の物体把握にどのような影響を及ぼすかを調べた研究では，物体に対する粗大な上肢到達運動は可能であるが，物体に対して前もって手の形を合わせるプリシェーピング（preshaping）機能が障害されることが明らかになった[37]．この結果は，粗大な上肢到達運動は，皮質脊髄路が障害を受けても脊髄固有路によって可能であるが，精緻な摘み動作は，脊髄固有路の機能だけでは不可能であり，大脳皮質の組織化に伴う皮質脊髄路の機能回復に由来するものと考えられている．こうしたプリシェーピングの機能は，大脳皮質における前頭－頭頂ネットワークといった連合線維に基づく機能回復であると言える．先のNishimuraらの研究[36]では，5匹のサルの皮質脊髄路を損傷させた後，一時的には精緻な把持運動が障害されるが，約1か月でほぼ100％回復することが報告されているが，その回復は質的には異なってしまう．**図2.13A**は直接路損傷前の精緻な把持運動時の上肢筋活動であるが，母指内転筋（ADP）と示指伸筋（ED23）は拮抗的に活動することで効率のよい把持を行っていることがわかる．一方，**図2.13B**は損傷後の筋活動である．これを観察すると両者が共収縮を起こしていることがわかる．そして損傷前には相関がなかった両者

第2章 脳卒中後の運動機能回復の神経メカニズム

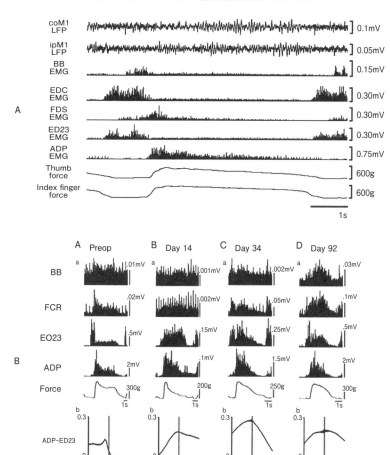

図2.13 直接路損傷前（A）および損傷後（B）の精密把持中の上肢筋群の活動
A：精密把持の主働筋である母指内転筋（ADP）と拮抗筋である示指伸筋（ED23）は，損傷前，拮抗的に活動して精密把持を効率よく行っている．B：損傷前には相関していなかったのが，損傷後には共収縮している．このことは，関節のスティフネスを亢進させ，運動の経済性を失う原因となっている．このように共収縮が起こっているが，精密把持の把持力の制御はできるようになっている．すなわち，完全回復後，精密把持は完全に行えるが，共収縮は残存している結果となった．

(Nishimura Y et al：A subcortical oscillatory network contributes to recovery of hand dexterity after spinal cord injury. Brain 132：709-721, 2009 より)

に相関関係がみられることが明らかになった[38]．とりわけ，損傷前に観察されなかった30～42Hz（γ帯域）の拮抗筋間に相関した律動的活動がみられることが示された．要するに，把持運動は回復するが，効率よい相動的な筋活動による制御は不十分であったと言える．こうした質的な変化を回復にのせるためには，後に示す連合線維に基づいた皮質間ネットワークの再組織化が必要になると考えられている．

2.7 交連線維から考える運動機能回復

交連線維とは左右半球をつなぐ線維のことだが，その代表的なものが脳梁線維である．脳卒中後の運動機能回復においては，この半球間の情報伝達に問題があることが多くの研究で指摘されている．通常，片方の大脳が活性化すれば反対の脳の神経細胞の活動が抑制されることが古くから知られているが[39]，今日，これを半球間抑制と呼んでいる．右の身体の感覚情報は左大脳皮質に，左の身体の感覚情報は右大脳皮質に伝えられるが，左右の皮質は脳梁を介して互いに情報交換することでつながりつつ，左右間でその情報を抑制することにより，左右の上下肢の運動を協調かつ，なめらかにコントロールすることが可能になる．この神経メカニズムに抑制性の神経伝達物質であるGABAが関与していることが報告されている[40]．図2.14はラットの足に感覚刺激を行い，その際の左右脳の神経細胞の活動を記録した結果の半球間抑制モデルである．結果として，片方の皮質の感覚野に情報が伝わると，興奮性の情報が脳梁を介してもう一方の感覚野に伝わり，その表層に存在する抑制性の神経細胞が活性化される．それに基づき抑制性神経伝達物質であるGABAが脳内に放出され，このGABAが大脳皮質の5層錐体細胞の樹状突起のGABA受容体に作用することになり，一次運動野の神経活動が抑制される．ヒトにおいても通常このような神経メカニズムによって左右身体の運動が協調されていると考えられている．

しかしながら，一方の皮質下が損傷して運動麻痺が出現すると，麻痺側を支配している一次運動野の活動が減少してしまう．すると反対側との均衡が保たれなくなり，反対側の一次運動野からの抑制が強まることによって，より損傷側の一次運動野の機能が低下してしまう．健常成人と脳卒中患者の手

第2章 脳卒中後の運動機能回復の神経メカニズム

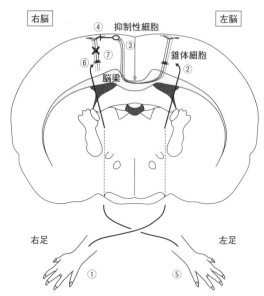

図2.14 半球間抑制の神経メカニズムにおけるGABA回路の形成
①ラットの右足を刺激.
②刺激の情報はまず左脳の体性感覚野の新皮質に到達し5層錐体細胞が活性化.
③興奮した5層錐体細胞は脳梁を介して反対の右脳に投射し,表層に存在する抑制性の神経細胞を活性化.
④抑制性神経伝達物質であるGABAを脳内に放出し,右脳の体性感覚野にある5層錐体細胞の樹状突起の活動を抑制.
⑤次にラットの左足を刺激.
⑥刺激の情報は②同様に右脳の体性感覚野にある5層錐体細胞に到達.
⑦すでに④で樹状突起の活動が抑制されているため5層錐体細胞は十分に活性化されない.
(Palmer LM et al：The cellular basis of GABA(B)-mediated interhemispheric inhibition. Science 335：989-993, 2012 より)

の随意運動中における運動関連領域の半球内・間の機能的結合について調査した研究では,健常成人の安静条件では左右の脳は互いに抑制し合うものの,各々の半球内では運動関連領域が促進し合っていることがわかった.そして,健常成人では,例えば右身体の運動時は右半球から左半球への抑制は解除され,左半球から右半球への抑制が働く.これに対して脳卒中患者では麻痺手を動かした場合,健常成人とは異なり非損傷側一次運動野から損傷側

第2章　脳卒中後の運動機能回復の神経メカニズム

一次運動野へ抑制が起こり，さらにその抑制が強いほど麻痺手の運動パフォーマンスが低下するといった関係性が示された（図2.15）[41]．このような脳卒中患者における半球間抑制のアンバランスには，使用依存性脳可塑性（use-dependent plasticity または use-dependent reorganization）が関与している[42]．脳卒中発症後，運動麻痺を経験することで麻痺側上下肢の不使用が起こる．その一方で，非麻痺側上下肢の過剰な使用が多くなることは事実である．このような脳卒中後の麻痺側上下肢の不使用と非麻痺側上下肢の過剰な使用による使用頻度の不均衡が左右大脳の活動のバランスに影響を及ぼしていることは言うまでもない．このような脳損傷後の半球間抑制の不均衡は異常半球間抑制仮説と呼ばれている[43,44]．これは皮質下に脳損傷が生じた場合，興奮性が増大した非損傷半球から損傷半球へ異常な抑制作用が生じるといったメカニズム仮説である（図2.16A）[44,45]．こうしたメカニズムを裏づける手続きとしては，これまで反復経頭蓋磁気刺激法（repetitive transcranial magnetic stimulation：rTMS）を用いて検証されている．たとえば，損傷半球

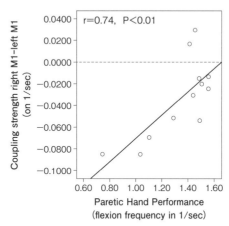

図2.15　健常成人および脳卒中患者における皮質結合の違い

脳卒中患者の麻痺手（右手）の運動パフォーマンス（横軸）と一次運動野の半球間抑制（縦軸）との相関．非損傷半球から損傷半球への抑制が強いほど，麻痺手の運動パフォーマンスは低下するころを示している．

(Grefkes C, Nowak DA, Eickhoff SB, Dafotakis M, Küst J, Karbe H, Fink GR：Cortical connectivity after subcortical stroke assessed with functional magnetic resonance imaging. Ann Neurol 63(2)：236-46, 2008 より)

第2章　脳卒中後の運動機能回復の神経メカニズム

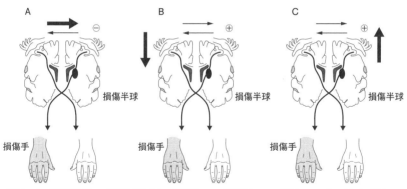

図2.16　脳損傷後の半球間抑制の問題とその仮説とその解決のための治療手続き
A：脳損傷後の異常半球間抑制仮説の模式図．脳損傷後では非損傷半球から損傷半球への半球間抑制が増大し，半球間抑制の不均衡が生じる．
B：非損傷半球の皮質運動野の興奮性を低下させることで半球間抑制の不均衡を解消する戦略．
C：損傷半球の皮質運動野の興奮性を増大させることで半球間抑制の不均衡を解消する戦略．
(Nowak DA, Grefkes C, Ameli M, Fink GR：Interhemispheric competition after stroke: brain stimulation to enhance recovery of function of the affected hand. Neurorehabil Neural Repair 23(7):641-56, 2009 より)

を高周波で刺激すると運動麻痺が回復すること（**図2.16B**）や，非損傷半球の一次運動野を低周波で刺激し機能を一時的に抑制させると反対側の抑制が弱まり，それに基づいて麻痺側の運動機能が向上することが示されている（**図2.16C**）．すなわち，損傷半球の皮質運動野興奮性を増加させる手段と非損傷半球の興奮性を低下させるという手段である．こうした手段はHypothesis-Driven Approachと呼ばれており，今日の運動障害回復の1つの戦略メカニズムとして広く認識されている（**図2.17**）[46]．図の④や⑤は直接的に半球の興奮性を操作するわけであるが，その方法としては反復経頭蓋直流電気刺激法の他に経頭蓋磁気刺激法（transcranial direct current stimulation：tDCS）などの非侵襲的な脳刺激法による効果が示されている．これらの刺激はシナプス長期増強（long term potentiation：LTP）やシナプス長期抑圧（long term depression：LTP）様の変化を引き起こすことが考えられているが，現在ではrTMSやtDCSによる効果は皮質の神経調節（coordination）に働くもので，直接的に麻痺を回復させるものではないことが指摘されている．つまり神経

第2章 脳卒中後の運動機能回復の神経メカニズム

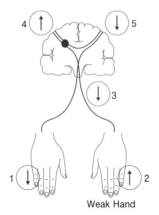

図2.17 Hypothesis-Driven Approachの模式図
①非麻痺肢の体性感覚入力を減少させることによって非損傷半球の興奮性を低下させる．
②麻痺肢の体性感覚入力を増加させることによって損傷半球の興奮性を増加させる．
③麻痺手の運動訓練と麻痺側上腕への麻酔の組み合わせによる損傷半球の興奮性増加．
④直接的に損傷半球の興奮性を増加させる．
⑤直接的に非損傷半球の興奮性を低下させる．
(Ward NS, Cohen LG：Mechanisms underlying recovery of motor function after stroke. Arch Neurol 61(12)：1844-8, 2004 より)

可塑性が生じやすい脳コンディションをつくるpreconditioningの目的で使用し，後述する運動学習プロセスに則った治療と併用することで効果に影響を与えることが考えられている．図の①と②の代表例は，Wordら[47]やTaubら[48]によって確立されさまざまな研究成果によって改良されてきた，麻痺側上肢を集中的に使用させ，セラピストに考案された難易度に従って課題を行うconstraint-induced movement therapy（CI療法）があげられる．

2.8 連合線維から考える運動機能回復

　連合線維は大脳皮質の各領域をつなぐ線維のことである．最近になってその線維を観察できるようになってきたが，一昔前は脳の局在の活性化から推測するのみであった．いわゆる活性化を調べるのに適しているのが脳イメー

第2章 脳卒中後の運動機能回復の神経メカニズム

ジング技術に基づいた研究である．

　Cholletら[49]は陽電子断層（positron emission tomography：PET）を用い6名の脳梗塞患者の回復過程をみているが，麻痺側手指対立運動時において両側の小脳，運動前野，下頭頂葉，感覚運動野が賦活することを明らかにした．その後，Weillerら[50,51]は，比較的麻痺の回復した脳梗塞患者の手指運動時の脳活動は，健常者と比較して同側運動前野や同側大脳基底核をはじめ多くの領域に賦活を認めることを明らかにした．経頭蓋磁気刺激（transcranial magnetic stimulation：TMS）を用いた研究においても，片麻痺患者では健常半球刺激で両側に運動誘発電位（motor evoked potential：MEP）を認めることが明らかになった[52]．このように非交叉皮質脊髄路の動員が確認されている．こうしたシステムを機能代行システムと呼ぶ．

　周知の通り，脳は学習や損傷に応じて再組織化する能力をもった可塑性のある器官である．一次運動野やそこから発する皮質脊髄路に損傷が生じた場合，運動機能回復は先に述べた残った投射線維の関わり，そして半球間抑制の正常化を除くと残存した脳領域の働き，すなわち機能代行システムに委ねられる．通常，一次運動野内の手指領域ではニューロンが手指と手関節・前腕の両方の領域から入力を受けている．また，一次運動野の手指領域から同側半球の運動前野の手指領域への促通投射が存在している（図2.18A）．脳損傷後，一次運動野内の手指領域が損傷されると一次運動野内において抑制ニューロンが解除されることから，手関節・前腕領域から手指領域への入力が増大することによって手関節・前腕領域が拡大してしまう．それに伴い同側の運動前野の手指領域が縮小化する．しかしながら，非損傷側への抑制性ニューロンが解除されてしまうため，非損傷側の一次運動野および運動前野内の手指領域が拡大することになる（図2.18B）．その後，運動学習プロセスの経験や，リハビリテーション領域におけるさまざまな課題・エクササイズによって運動機能回復のための再組織化が起こるが，この神経可塑的メカニズムによってシナプス受容体の密度の変化や新たなシナプス形成が起こる．そして，そのシナプス形成に基づく神経ネットワークが促通され，隣接部位が抑制されると一次運動野内の手指領域が拡大してくる．加えて，限界はありつつも，新たなニューロンの結合や軸索萌芽が起こることにより，神経

ネットワークが再組織化される(**図2.18C**)[53]. このように脳損傷後の機能回復に伴う機能代行システムには,損傷半球の脳領域のみでなく,非損傷半球の脳領域もダイナミックに関わることが今日理論化されている.

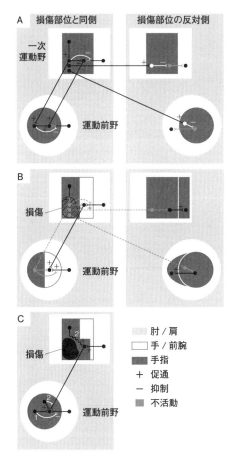

図2.18 一次運動野損傷後の皮質の再組織化
A:一次運動野および運動前野内の手指領域と手関節・前腕領域のネットワークの模式図.
B:一次運動野内の手指領域が損傷された場合の模式図.
C:機能回復や学習,訓練による脳損傷後の再組織化の模式図(損傷半球のみ).
(Dancause N: Vicarious function of remote cortex following stroke: recent evidence from human and animal studies. Neuroscientist 12(6):489-499, 2006 より)

第2章　脳卒中後の運動機能回復の神経メカニズム

　最近になって，脳卒中後の機能回復メカニズムについてコネクティビティアプローチから解析が行われるようになってきた．たとえば，発症時の患者の安静時の脳活動の機能的結合とその後の運動改善との間には有意な正の相関がみられている．この際，Fugl-Meyer評価スコアの上昇に影響を与えたのは損傷側対側の視床，補足運動野，中前頭回における機能的結合であった[54]．近年では，こうした脳活動の機能的結合は運動回復を予測する指標として注目されている[55]．今日では脳卒中後の皮質間の結合変化に関しては，5つの研究に基づくサマリーが図式化されている．図2.19はこれまでの研究成果における皮質間結合を示したものであるが，白線が半球内結合であり，黒線が半球間結合である．丸数字は右下研究を示し，丸数字が多いほど報告が多いことを示す．総じて，一次運動野を中心に運動関連領域である補足運動野，運動前野，そして頭頂葉などの結合が機能回復にとって重要であることがわかる．

　近年になり不動の学習という手続きによって学習性不使用（non-learning dependent）という概念が知られるようになってきた．これは脳損傷後，身体麻痺の経験によって不使用を学習してしまうという概念である．後述する適切な運動学習プロセスに基づいた課題が提供されず，知覚経験が減少してしまうと，学習性不使用に陥ることが指摘されている[56]．この背景には，損傷を受けていない脳領域の萎縮が問題視されている．Gauthierら[57]は，非梗塞部分の運動皮質領域内の灰白質の減少が運動機能障害の程度と関係することを明らかにした．すなわち，損傷を受けていない領域が身体を使用しないことによって萎縮することで，その原因に従い麻痺の程度も強くなるということである．加えてその研究では，その灰白質が減少した領域と連絡のある複数の領域の灰白質減少が起こると，CI療法による運動回復の程度が低いことを予測した．要するに，梗塞巣から離れた脳の健常部分の灰白質の萎縮は，慢性期脳卒中の残存運動障害を説明する要因になるということである．こうした直接的にダメージを受けていない領域の機能不全によって運動機能回復が阻害されてしまう結果に基づけば，リハビリテーション医療において麻痺肢の使用，あるいは麻痺肢の知覚・運動学習手続きを積極的に実施していくことが必要であることは言うまでもない．

第2章 脳卒中後の運動機能回復の神経メカニズム

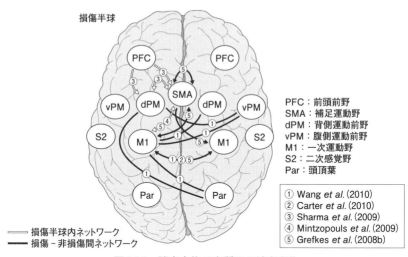

図2.19 脳卒中後の皮質間の結合変化
過去5つの研究に基づくサマリーによる模式図.
丸数字は右下研究を示し, 丸数字が多いほど報告が多いことを示す.

(Grefkes C, Fink GR：Reorganization of cerebral networks after stroke：new insights from neuroimaging with connectivity approaches. Brain 134(Pt 5)：1264-1276, 2011 より)

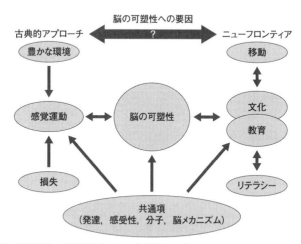

図2.20 脳の可塑性に影響を与える古典的アプローチとニューフロンティアの概念図

(Ansari D：Culture and education：new frontiers in brain plasticity. Trends Cogn Sci 16(2)：93-95, 2012 より)

第2章 脳卒中後の運動機能回復の神経メカニズム

　一方で,先にも述べたように損傷脳の再組織化,そしてそれに基づく機能回復は自然的にも医学的治療によっても起こるわけであり,対象者の意図的な関わりが重要であることは言うまでもない.近年,脳の可塑性に影響する要因としては豊かな環境や感覚・運動に基づく手続きのみならず,文化や教育的観点が必要であることが提案されている(図2.20)[58].文化や教育によって発達してきた脳領域は大脳皮質であり,皮質間ネットワークを構築するうえでそれらの要因は欠かせない.こうした理由からも対象者が社会的に参加し,自らの意図に基づき自らの身体を動かそう(感じよう)とする社会的なリハビリテーション手続きを実践していくことが,ニューフロンティアとしてのリハビリテーション介入であろう.

引用文献

1) Cramer SC et al：Harnessing neuroplasticity for clinical applications. Brain 134(Pt 6):1591-1609, 2011.
2) Stinear CM et al：Predicting and accelerating motor recovery after stroke. Curr Opin Neurol 27:624-630, 2014.
3) Cramer SC：Use of imaging in restorative stroke trials. Stroke 40(3 Suppl):S28-29, 2009.
4) García-Alías G et al：Chondroitinase ABC treatment opens a window of opportunity for task-specific rehabilitation. Nat Neurosci 12:1145-1151, 2009.
5) Calautti C et al：Functional neuroimaging studies of motor recovery after stroke in adults: a review. Stroke 34:1553-1566, 2003.
6) Teasell R et al：Plasticity and reorganization of the brain post stroke. Top Stroke Rehabil 12:11-26, 2005.
7) Inoue Y et al：Sequential computed tomography scans in acute cerebral infarction. Radiology 135:655-662, 1980.
8) No authors：Tissue plasminogen activator for acute ischemic stroke. The National Institute of Neurological Disorders and Stroke rt-PA Stroke Study Group. N Engl J Med 333:1581-1587, 1995.
9) Carrera E et al：past, present, future. Brain 137(Pt 9):2408-2422, 2014.
10) Taub E et al：New treatments in neurorehabilitation founded on basic research. Nat Rev Neurosci 3:228-236, 2002.
11) Sasowski B：Plasticity of the cortical motoro system. J Hum Kinet 20:5-

22, 2008.
12) Cao Y et al：Pilot study of functional MRI to assess cerebral activation of motor function after poststroke hemiparesis. Stroke 29：112-122, 1998.
13) Netz J et al：Reorganization of motor output in the non-affected hemisphere after stroke. Brain 120：1579-1586, 1997.
14) Cramer SC et al：Mapping clinically relevant plasticity after stroke. Neuropharmacology 39：842-851, 2000.
15) Nudo RJ：Adaptive plasticity in motor cortex: implications for rehabilitation after brain injury. J Rehabil Med 41(Suppl)：7-10, 2003.
16) Turrigiano GG et al：Homeostatic plasticity in the developing nervous system. Nat Rev Neurosci 5：97-107, 2004.
17) Nudo RJ et al：Neural substrates for the effects of rehabilitative training on motor recovery after ischemic infarct. Science 272：1791-1794, 1996.
18) Dancause N et al：Extensive cortical rewiring after brain injury. J Neurosci 25：10167-79, 2005.
19) Hayashibe M et al：Locomotor improvement of spinal cord-injured rats through treadmill training by forced plantar placement of hind paws. Spinal Cord. 2015 Oct 20. Doi：10.1038/sc.2015.186. [Epub ahead of print].
20) Bengtsson SL et al：Extensive piano practicing has regionally specific effects on white matter development. Nat Neurosci 8：1148-50, 2005.
21) Markham JA et al：Myelination of the corpus callosum in male and female rats following complex environment housing during adulthood. Brain Res 1288：9-17, 2009.
22) Takatsuru Y et al：Critical role of the astrocyte for functional remodeling in contralateral hemisphere of somatosensory cortex after stroke. J Neurosci 33：4683-92, 2013.
23) 鍋倉淳一：発達期における脳機能回路の再編成．ベビーサイエンス8：26-32, 2008.
24) 生理学研究所発達生理学研究系生体恒常機能発達機構研究部門ホームページ http://www.nips.ac.jp/hsdev/CRESTTop.html
25) Ohlsson AL et al：Environment influences functional outcome of cerebral infarction in rats. Stroke 26：644-9, 1995.
26) Biernaskie J et al：Enriched rehabilitative training promotes improved forelimb motor function and enhanced dendritic growth after focal ischemic injury. J Neurosci 21：5272-80, 2001.
27) Molina-Luna K et al：Motor learning transiently changes cortical somatotopy. Neuroimage 40：1748-1754, 2008.
28) Janssen H et al：An enriched environment improves sensorimotor func-

tion post-ischemic stroke. Neurorehabil Neural Repair 24:802-813, 2010.
29) Dayan E et al : Neuroplasticity subserving motor skill learning. Neuron 72:443-454, 2011.
30) O'Keefe LM et al : Social isolation after stroke leads to depressive-like behavior and decreased BDNF levels in mice. Behav Brain Res 260:162-170, 2013.
31) Kolb B et al : Harnessing the power of neuroplasticity for intervention. Front Hum Neurosci 8:377, 2014.
32) Cramer SC : Repairing the human brain after stroke: I. Mechanisms of spontaneous recovery. Ann Neurol 63:272-287, 2008.
33) Riley JD et al : Anatomy of stroke injury predicts gains from therapy. Stroke 42(2):421-426, 2011.
34) Grefkes C et al : Cortical reorganization after stroke: how much and how functional? Neuroscientist 20:56-70, 2014.
35) Kantak SS et al : Rewiring the Brain: Potential Role of the Premotor Cortex in Motor Control, Learning, and Recovery of Function Following Brain Injury. Neurorehabil Neural Repair 26:282-292, 2012.
36) Nishimura Y et al : Time-dependent central compensatory mechanisms of finger dexterity after spinal cord injury. Science 318:1150-1155, 2007.
37) Sasaki S et al : Dexterous finger movements in primate without monosynaptic corticomotoneuronal excitation. J Neurophysiol 92:3142-3147, 2004.
38) Nishimura Y et al : A subcortical oscillatory network contributes to recovery of hand dexterity after spinal cord injury. Brain 132:709-721, 2009.
39) Asanuma H et al : Effects of transcallosal volleys on pyramidal tract cell activity of cat. J Neurophysiol 25:198-208, 1962.
40) Palmer LM et al : The cellular basis of GABA(B)-mediated interhemispheric inhibition. Science 335:989-993, 2012.
41) Grefkes C et al : Cortical connectivity after subcortical stroke assessed with functional magnetic resonance imaging. Ann Neurol 63:236-246, 2008.
42) Mark VW et al : Neuroplasticity and constraint-induced movement therapy. Eura Medicophys 42:269-284, 2006.
43) Nowak DA et al : Interhemispheric competition after stroke: brain stimulation to enhance recovery of function of the affected hand. Neurorehabil Neural Repair 23:641-656, 2009.
44) Hummel FC et al : Non-invasive brain stimulation: a new strategy to

improve neurorehabilitation after stroke? Lancet Neurol 5:708-712, 2006.
45) Boggio PS et al : Hand function improvement with low-frequency repetitive transcranial magnetic stimulation of the unaffected hemisphere in a severe case of stroke. Am J Phys Med Rehabil 85:927-930, 2006.
46) Ward NS et al : Mechanisms underlying recovery of motor function after stroke. Arch Neurol 61:1844-1828, 2004.
47) Wolf SL et al : Forced use of hemiplegic upper extremities to reverse the effect of learned nonuse among chronic stroke and head-injured patients. Exp Neurol 104:125-32, 1989.
48) Taub E et al : Technique to improve chronic motor deficit after stroke. Arch Phys Med Rehabil 74(4):347-354, 1993.
49) Chollet F et al : The functional anatomy of motor recovery after stroke in humans: a study with positron emission tomography. Ann Neurol 29:63-71, 1991.
50) Weiller C et al : Functional reorganization of the brain in recovery from striatocapsular infarction in man. Ann Neurol 31:463-472, 1992.
51) Weiller C et al : Individual patterns of functional reorganization in the human cerebral cortex after capsular infarction. Ann Neurol 33:181-189, 1993.
52) Traversa R et al : Mapping of motor cortical reorganization after stroke. A brain stimulation study with focal magnetic pulses. Stroke 28:110-117, 1997.
53) Dancause N : Vicarious function of remote cortex following stroke: recent evidence from human and animal studies. Neuroscientist 12:489-499, 2006.
54) Park CH et al : Longitudinal changes of resting-state functional connectivity during motor recovery after stroke. Stroke 42:1357-1362, 2011.
55) Várkuti B et al : Resting state changes in functional connectivity correlate with movement recovery for BCI and robot-assisted upper-extremity training after stroke. Neurorehabil Neural Repair 27:53-62, 2013.
56) Buma F et al : Understanding upper limb recovery after stroke. Restor Neurol Neurosci 31:707-722, 2013.
57) Gauthier LV et al : Atrophy of spared gray matter tissue predicts poorer motor recovery and rehabilitation response in chronic stroke. Stroke 43:453-457, 2012.
58) Ansari D : Culture and education: new frontiers in brain plasticity. Trends Cogn Sci 16:93-95, 2012.

第3章
運動制御に関わる空間認知と身体イメージの生成プロセス

3.1 視覚情報処理経路における形態と空間の認知システム

　古い神経生理学の実験ではサルの脳を対象にして，一時的にある領域の機能不全を起こすことで，その領域がどのような役割を担っているか行動学的に調べることが主流であった．たとえば，Pohlら[1]は，サルの大脳皮質の一部を機能不全にさせることにより，目の前の物体の形態および空間認知にどのような影響を及ぼすかを調べた．その結果，側頭葉の機能不全では物体の形の弁別に困難をきたし，頭頂葉の機能不全では物体の位置の弁別に困難をきたすことが明らかになった（図3.1）．この研究によって，主に物体の形態認知は視覚野から側頭葉に至る経路，物体の空間認知は視覚野から頭頂葉に至る経路の2つの異なる視覚情報処理過程が存在することが明らかになっ

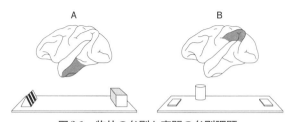

図3.1　物体の弁別と空間の弁別課題
A：サルの側頭葉損傷例．物体の形状の弁別ができない．
B：サルの頭頂葉損傷例．物体の位置の弁別ができない．
(Pohl W：Dissociation of spatial discrimination deficits following frontal and parietal lesions in monkeys. J Comp Physiol Psychol 82：227-239, 1973 より)

第3章　運動制御に関わる空間認知と身体イメージの生成プロセス

た．その後，Kohlerら[2]の脳イメージング研究によってヒトの脳においても2つの視覚情報経路が確認された．

　目で見た物体がなんであるか（what）といった形態認知は，一次視覚野から腹側経路（ventral stream）を経由して最終的に下側頭葉で処理される．一方，物体がどこにあるか（where）といった空間認知は背側経路（dorsal stream）を経て頭頂連合野で処理される（図3.2）[3-5]．Goodaleら[6]は，背側経路が空間認知に加えて行為を制御するためのhow（どのように行為を起こすか）の経路であることを確認した．たとえば，エピングハウスの錯視図（図3.3）においては，真ん中の2つの円の大きさが違うように見えてしまうが，その円を掴む行為を行うと親指と示指の開く物理的幅はほぼ同じとなり錯視の影響を受けないことがわかっている．これは錯視によって大きさが異なると感じても，掴むといった運動制御には影響しないことの実証となった．つまり，形の視覚的認識とそれに基づく運動は別物というわけである．こうした一連の研究成果によって，視覚の腹側経路と背側経路はある程度独立し，腹側経路が形態の情報処理とその後の記憶プロセスを担当しているのに対して，背側経路は空間の情報処理に加えて，「手を伸ばす」「道具を掴む」といった行為により密接に結びついた情報処理を担当していると考えられて

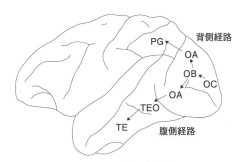

図3.2　2つの視覚情報処理

OC：第一次視覚野．OB，OA：視覚前野．PG：下頭頂小葉後部．TEO，TE：下側頭皮質．
OCからPGに向かう経路で空間が処理される．
OCからTEに向かう経路で形態が処理される．

（Ungerleider LG et al：Two cortical visual systems. In：Ingle DJ, Goodale MA, Mansfield(Eds.), Analysis of visual behavior. Cambridge: The MIT Press, 1982, pp549-586 より）

第3章　運動制御に関わる空間認知と身体イメージの生成プロセス

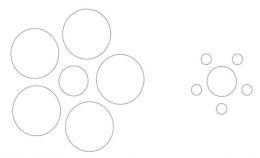

図3.3　触覚によるエピングハウス（ティチナー）錯視
中央の2つの円は同じ大きさであるが，大きな円に囲まれた方は小さく見える．図形を見ながらそれを掴もうとすると，手では錯覚は生じない．錯覚がいつもそれに対応する行為に誤りを生じさせるとは限らない．

(Goodale MA et al：Separate visual pathways for perception and action. Trends Neurosci 15：20-25, 1992 より)

いる．

　近年，背側経路はさらに2つに分かれることが明らかにされている[7]．図3.4では背側経路を背－背経路と腹－背経路に分けているが，この経路に従うと，背－背経路は手の到達運動に直接的に関わり，腹－背経路は手の把握運動に関わる．一方，側頭葉に向かう腹側経路は，その後，前頭前野に至るが，その経路がまったく運動制御に関係していないわけではなく，道具の意味的な操作運動に関与する．すなわち，この経路に基づき道具の形態認知を行いその道具の意味性を捉え，それに見合った形で操作するわけである．平易に言えば，この腹側経路はカナヅチや鉛筆に到達し把握するといった動作には直接的に関与しないが，カナヅチは「たたく」操作を行い，鉛筆は「書く」操作を行うといった操作のためにはその物体の意味を理解しておかなければならず，腹側経路に基づいた形態認知を介した物体の意味の理解が必要になるわけである．

3.2　空間情報処理に基づいた手の運動制御システム

　Arbib[8]は，空間情報処理に基づいた手の運動制御システムについて，行為を細分化することで図式化した（図3.5）．たとえば，コーヒーを飲む行為をこの図に基づいて解説すると，自己の身体を基準にコーヒーカップの方向の

第3章 運動制御に関わる空間認知と身体イメージの生成プロセス

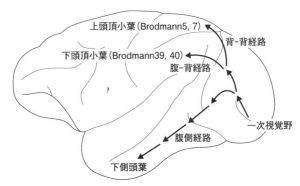

図3.4 3つの視覚情報処理経路

背側経路はさらに2つに分岐する．一方は背側-背側経路で，上頭頂小葉に至る．他方は腹側-背側経路で，下頭頂小葉に至る．背-背経路は，視覚からの対象の空間的位置情報を基に到達運動制御に深く関わる．一方，腹-背経路は背-背経路同様に対象の空間的位置情報が供給されるとともに，腹側経路との接続をもっており，対象の形態情報（色，形，大きさなど）や運動視情報（対象の動きや生物的運動）が提供される．

(Rizzolatti G et al：The inferior parietal lobule：where action becomes perception. Novartis Found Symp 270：129-140, 2006より）

認識によって，空間の方向舵として働く肩関節を中心とした運動がターゲットに向けて起こる．そして，コーヒーカップの距離の認識によって，伸縮機構として働く肘あるいは体幹を中心とした運動がターゲットに対する微調節的かつ随伴的に作用する．このように手の到達運動のための空間情報は，対象物の方向と距離が必要になる．一方，コーヒーカップの持ち手の大きさや傾きの認識によって，手の形，指の動き・開き方，手の傾きが決定づけられ適切に掴むという行為が生まれる．さらに，コーヒーカップの握り手に合わせた手の傾きによって前腕の回内や回外という動きが調整される．

これらをまとめると，対象の位置はターゲットの位置を明確にし，到達運動を起動させる肩関節においては，それは運動方向の知覚をトリガーとして最適な運動パターンを選択させる情報となる．距離はターゲットと自己の身体との距離を明らかにし，主に肘関節における運動軌道を調整するための情報となる．傾きはターゲットと最適な形で接触するような運動シミュレーションを起こす情報となり，これにより前腕の運動が最適化される．そし

第3章　運動制御に関わる空間認知と身体イメージの生成プロセス

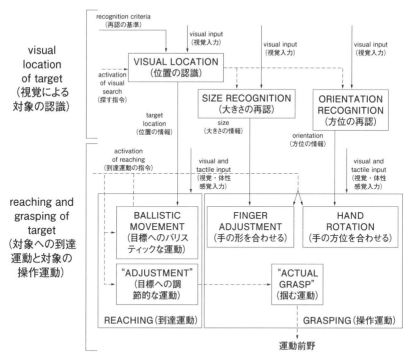

図3.5　Arbibによる到達運動と操作運動のための統合的制御プログラム
(Arbib MA：ニューラルネットと脳理論　第2版（金子隆芳，訳）．サイエンス社，1994より）

て，対象の大きさや形の情報はターゲットに対する手や手指の運動様式を導く．すなわち，これは対象に対するプリシェーピング（pre-shaping）を導く情報になる．なお，プリシェーピングは上肢運動におけるフィードフォワード制御の代表的なものであり，対象の大きさや形に合わせて手・手指の形を接触する前から対応させる運動のことである．

3.3　頭頂葉病変に基づく行為の障害の特徴

先に示した視覚情報処理経路における背-背経路は手の到達運動に関与するが，この経路が障害されると視覚性運動失調（optic ataxia）が出現すると考えられている．視覚性運動失調はBálintによって発見されバリント症候群の一つの症状として認識されている[9]．その後，Garcin[10]によって周辺視野

第3章 運動制御に関わる空間認知と身体イメージの生成プロセス

での到達運動障害と位置づけられた．これはターゲットの見積もりを誤ることで到達運動にエラーが生じる病態であるが，一次運動野で処理される網膜座標，三次視覚野で処理される眼球運動座標，そしてその後の頭部中心座標といった視覚情報処理までは問題ないが，その後の情報処理である上頭頂小葉の働きによって起こる運動に変換する手続きの視覚-運動変換（座標変換）に問題が生じてしまうと，視覚性運動失調が出現することが示されている[11,12]．

Jeannerod[13]は，ボールを掴む行為において，健常者ではボールの形や大きさに合わせて掴む準備（操作運動）が行われる（いわゆるプリシェーピング）が，頭頂葉損傷患者ではボールの大きさに手の形を合わせることができない操作運動の選択的障害を明らかにした．**図3.6**はその実験の左頭頂葉損傷症例のターゲットに手を伸ばす行為の連続図である．同側である非麻痺側であ

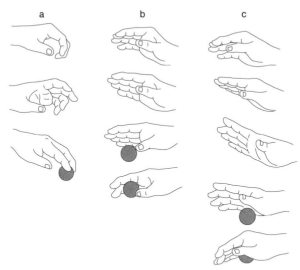

図3.6 左半球頭頂葉に損傷を受けた患者が目標物に対して手を伸ばす時の様子
損傷と同側の手で対象を掴む（手の見えない条件）場合の手の形は正常(a)であるが，反対側の手で掴む場合は，手の見える条件(b)でも，手の見えない条件(c)でも，うまく手の形ができていない．

(Jeannerod M : The formation of finger grip during prehension. A cortically mediated visuomotor pattern. Behav Brain Res 19:99-116, 1986 より)

第3章 運動制御に関わる空間認知と身体イメージの生成プロセス

れば，ボールを掴む前の到達運動中において，その形や大きさに合わせたプリシェーピングが出現している．いわゆるフィードフォワード制御である．その一方で，麻痺側はいったんボールに衝突し，体性感覚フィードバックによって操作運動を行いプリシェーピングが出現していない．またGalleseら[14]は，頭頂葉の頭頂間溝に存在するAIP野あるいはLIP野にムシモル（GABAのアゴニスト）を注入し，その領域に一時的に機能不全を起こした後，行為がどのように変容するかを調べた．その結果，AIP野の機能不全後ではプリシェーピングが出現せず，把握運動に障害がみられることがわかった（図3.7）．この結果は先ほどのJeannerodの頭頂葉損傷の症例報告ときわめて似ている．逆に，LIP野の機能不全では操作運動には障害が認められず，到達運動に障害をきたす結果となった．またMurataら[15]は，サルのAIP野ニューロンそのものは対象を押す・引くといった運動そのものよりも，運動前の対象の形の認知とそれによるプリシェーピングに関連することを明らかにした（図3.8）．ゆえに頭頂連合野の操作運動に関連して活動するニューロン（操作運動ニューロン）の多くは，操作対象に選択性をもっており，換言すれば，それらは行為を制御するためのhowに対応したニューロン活動であることが考

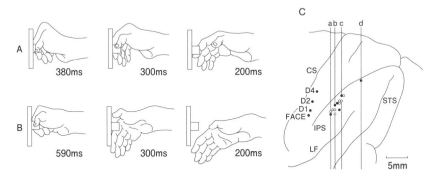

図3.7 サルにおける操作運動関連領域のムシモルによる機能ブロック
小さな立方体を掴む課題．A：正常な運動パターン．B：Cのaの部位にムシモルを注入した後の運動パターン．下の数字は経過時間を示す．CS：中心溝，IPS：頭頂間溝，LF：側頭裂，STS：上側頭溝，D1–D4：体性感覚野の指支配領域，FACE：体性感覚野の顔支配領域

(Gallese V et al：Deficit of hand preshaping after muscimol injection in monkey parietal cortex. Neuroreport. 5:1525-1529, 1994 より)

第3章 運動制御に関わる空間認知と身体イメージの生成プロセス

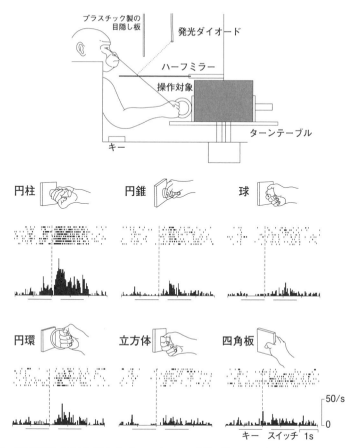

図3.8 形が異なる操作対象をすべて同一の動作（掴んで引く）で操作する課題におけるAIP野の操作運動ニューロンの選択性
(Murata A et al：Selectivity for the shape, size, and orientation of objects for grasping in neurons of monkey parietal area AIP. J Neurophysiol 83：2580-2601, 2000 より)

えられる．もちろん，手の把握運動は先に示したように腹‐背経路によって制御されることから，頭頂葉のニューロン活動のみで手把握が起こるわけでなく，最終的には，腹‐背経路における腹側運動前野の機能を加えて適切な運動プログラムが生成される．

　これまで述べてきたように，把握運動制御に関わる経路に障害がみられると，道具に対する手の形を予測的につくりだすことができなくなる．たとえ

第3章　運動制御に関わる空間認知と身体イメージの生成プロセス

ばAIPが損傷されてしまえば，腹側運動前野はプリシェーピングのための運動プログラムを生成できない[14]．また，腹側運動前野が損傷しても上肢の到達運動は可能であるが，把握運動の障害に加えてプリシェーピングに障害が起こる[16]．腹側運動前野のニューロンは物体の大きさに対応した活動を示すことから，手の把握様式に選択性をもっていると考えられている．なお，こうした頭頂葉のAIPと腹側運動前野の相互作用に基づく運動プログラムの生成は，視覚的に運動を制御するうえで重要な神経メカニズムである．

3.4　身体を扱う用語の整理

身体イメージ（ボディーイメージ），身体図式，身体部位再現，身体表象，身体性と身体を表現する用語は，時代や学問体系によってさまざまに表現されている．これらはまったく別物でもなければすべてが同じでもない．たとえば，最初にそれを整理しようとしたのがHeadとHolmes[17]である．彼らは頭頂連合野に損傷を受けた症例を分析し，その結果，身体図式と身体イメージを定義した．すなわち，身体図式（body schema）とは「自分の身体の姿勢や動きを制御する際にダイナミックに働く無意識のプロセス」であり，身体イメージ（body image）は「自分自身の身体について意識的にもつ表象」と定義した．これを簡潔に表現すると，意識にのぼらないがそこに身体があるというものは身体図式，あるいは姿勢図式といい，普段は意識にはのぼらない身体が動いたとたんになんらかのトリガーや意識経験を通じて立ち上がるプロセスが身体イメージとなる．これらの用語は症候学や臨床医学領域で用いられる．

基礎医学で用いる用語が身体部位再現であり，これは**第1章**でも述べた脳の中の身体地図のことを指す．また，身体地図は一次運動野や一次体性感覚野で明確に区別されている．また，身体地図は運動前野，補足運動野，大脳基底核などでも明らかにされており，それらは一次運動野や一次体性感覚野の身体部位再現と神経ネットワークを形成している．

身体表象（body representation）は人文科学でよく用いられる言葉であり，狭義では身体イメージと類似した意味をもつが，広義では動きや演じる身体を含んだ表現である．リハビリテーション領域においては，教育学で論じら

れてきた身体表象の概念が役に立つ．教育心理学者のBrunerは，身体表象を動作的表象（enactive representation），映像的表象（iconic representation），象徴的表象（symbolic representation）の3つに分類した[18]．動作的表象は自己の運動に基づく体性感覚フィードバックによる表象を示し，先ほどの身体図式に相当する．映像的表象は視覚フィードバックによる表象であるが，心的回転（mental rotation）を含んだシミュレーション機能を包含した概念である．象徴的表象は言語（内言語）などを通じて外界と身体の関係性・因果性を知覚し，推論をもつことができるといった概念である．道具の操作はこの象徴的な身体表象に基づいたものであると考えられている．こうした3つの身体表象は後述する頭頂葉の角回や縁上回で統合される．

　身体性（embodiment）に関しては，哲学を中心に論議されてきた用語であるが，最近では自然科学系でも当たり前に使用されるようになってきた．その名の通り身体がもつ性質を意味することであるが，本書では，この身体性に関して，Gallagherなどが論議している身体所有感（sense of ownership）と運動主体感（sense of agency）に絞り解説したい．なお，この章では身体所有感について解説したい．

3.5　身体図式と身体イメージ

　先ほどHeadらによって区分された身体図式と身体イメージであるが，頭頂葉の上頭頂小葉（ヒトでは5野，7野）は一次体性感覚野の後方に接し，一次体性感覚野からの強い投射を受けている．5野は主に能動的な動きの際に活性化するが，この領域には前腕と上腕，上肢と体幹，上肢と下肢にまたがる受容野をもつニューロンが非常に多い．また，両側性の受容野をもつニューロンもかなり多く存在し，より高次な感覚情報処理が行われている．その特徴は受動的で単純な接触や関節の運動では反応がない，そして，複数の関節の組み合わせである姿勢パターンをとる時のみ反応するということである．このニューロンには名称がついており，その一つが関節組み合わせニューロンである[19]．図3.9はそれを表したものであるが，上段は手関節屈曲，肘関節屈曲のみでは活動しないが，両者が組み合わさった場合に特異的に活動することを示し，下段は両腕が組み合わさった場合に活動することを

第3章　運動制御に関わる空間認知と身体イメージの生成プロセス

示している．2つめが関節 - 皮膚組み合わせニューロンである．図3.10の下段は左肩関節屈曲に左肘関節伸展と右肩関節屈曲が組み合わさるとともに，左上腕に皮膚刺激を与えるとニューロン活動が高まることを示している．これらの結果から，上頭頂小葉は皮膚と関節からの感覚情報を処理して，触覚的な空間的位置と運動を識別すると同時に自分の身体の姿勢パターンを全体として捉えるといった三次元的な姿勢図式である身体図式の基盤であると考

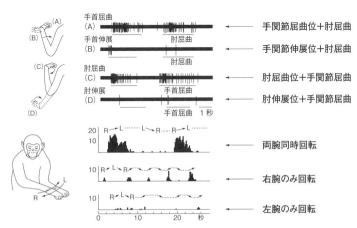

図3.9　上頭頂小葉（5野）のニューロンの最適刺激；関節組み合わせニューロンの特徴

（Sakata H et al：Somatosensory properties of neurons in the superior parietal cortex（area 5）of the rhesus monkey. Brain Res 64：85-102, 1973 より）

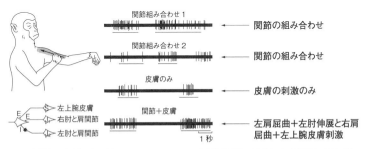

図3.10　上頭頂小葉（5野）のニューロンの最適刺激；関節皮膚組み合わせニューロン

（Sakata H et al：Somatosensory properties of neurons in the superior parietal cortex（area 5）of the rhesus monkey. Brain Res 64：85-102, 1973 より）

えられている．たとえば，自己の重心移動が感知できるのもこの関節組み合わせニューロンや関節皮膚組み合わせニューロンの働きと言えるわけで，ゆえにこの領域が損傷されると，個々の関節の動きは識別できるが，全体としてどういう姿勢の状態であるかわからないという症状が出現する．

　一方で，下頭頂小葉はヒトではブロードマンの39野，40野にあたる（サルでは7野をaとbに分け，そのうち7b野が下頭頂小葉に相当する）．39野は角回と呼ばれ，言語や概念・イメージの処理も担当する．40野は縁上回と呼ばれ，道具の操作の概念が存在する．ゆえにこの領域は象徴的表象も担当する．サルの7b野で発見されたニューロンは，視覚情報と体性感覚情報の両方に応答するニューロンである[20]．ここは体性感覚と視覚の両方に反応し，視覚的イメージを伴った身体イメージの形成に関係すると言われている．ゆえに，この領域は身体イメージの基盤であると考えられている．この身体イメージの形成のためには，体性感覚情報と背側経路からの視覚情報との統合が重要となる．たとえば，頭頂間溝には視覚入力と体性感覚入力の両方に発火するbimodal neuronが発見されている[21]．このニューロンの重要な役割は，皮膚と関節からの感覚情報を処理した触覚的な空間的位置と運動を弁別すると同時に，自分の身体パターンを全体として捉える体性感覚空間と体性感覚と視覚の両方に反応することである．

3.6　身体イメージの延長

　先のbimodal neuron活動の発見を基盤にして，道具によってその身体イメージが延長することがIrikiら[22]の実験によって明らかにされた．この実験（図3.11）では，サルに熊手を持たせて餌を手前に引き寄せるように仕向けたところ，頭頂葉のVIP野（腹側頭頂間溝領域）のすぐ傍の領域にニューロン活動が確認された．要するに，自己の身体に触れる触覚刺激と身体のすぐ近くの空間での視覚刺激の両方に反応するニューロンの存在がわかったのである．つまり，今までサルの手を表現していたニューロンが，熊手の先までをも表現するように変化することがこの実験によって判明した．これを身体イメージの延長と呼んだり，知覚の延長と呼ぶ．このような手のイメージの延長は，サルが単に手に持った熊手を眺めているだけでは起きず，能動的接触

第3章　運動制御に関わる空間認知と身体イメージの生成プロセス

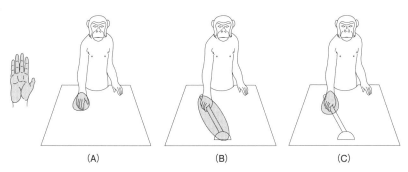

図3.11　道具が身体に同化して手が延長したイメージの符号化
手に存在する体性感覚受容野（図左，挿入図）を包含する視覚受容野（(A)陰影部．手のイメージをコードすると解釈される）は，道具使用直後には道具に沿って拡大し(B)，道具使用中止後には再び縮小した(C)．道具が心理的に手の延長になったことを反映している．
(Iriki A et al：Coding of modified body schema during tool use by macaque postcentral neurones. Neuroreport 7：2325-2330, 1996より）

によって起こる．これは頭頂葉で表現されている身体イメージが状況によってダイナミックに変化することを表す重要な結果となった．この身体イメージの延長はヒトの日常生活においても多々みられる．たとえば，車を運転している時の「車幅感覚」は自分の身体イメージが車両まで延長された結果生みだされたものである．また，義足の足底知覚や杖の先端による床の知覚，そして車椅子駆動による車椅子幅あるいは車椅子を押す行為など，これらは巧妙かつダイナミックに身体イメージが変化することを示している．

こうした身体イメージの生成は，道具の操作によって起こる動作的表象，視覚的表象，象徴的表象のすべてを含んだものであり，視覚情報の分析，言語情報の分析，触覚・運動感覚情報の分析といったさまざまな角度から得られる情報を脳の中で変換するプロセスによって生まれる．下頭頂小葉はこうした異種感覚統合（cross modal transfer）の中枢として知られており，bi-modal neuronだけでなく，multimodalな感覚情報処理に関与している．よって，概念形成の中枢としても知られている．たとえば，「水」という言語に連想するものを列挙すると，「冷たい」「おいしい」「透明」「ザーザー」「無臭」など，さまざまな言語に置き換えられる．その言語を観察すると，体性感

覚, 味覚, 視覚, 聴覚, 嗅覚などのイメージに変換されているのがわかる. こうした変換作業を担当している領域が下頭頂小葉である.

3.7 身体所有感とは

先に示したように身体性は身体所有感と運動主体感に区分されることが多い. この章では身体イメージの生成に関わる身体所有感について解説する. なお, 運動主体感に関しては次章でとりあげたい.

身体所有感とは「この身体は私の身体である」という自己の身体に関する意識のことである. 身体所有感の基盤は, 先に示した視覚や触覚などの異種感覚の統合により起こることが示されている[23]. こうした身体所有感の損失や障害は, 自己の身体を無視してしまう身体失認 (asomatognosia), 自己の身体を他者の所有物としたり, 擬人化を起こす身体パラフレニア (somatoparaphrenia), 難治性疼痛に位置づけられる複合性局所疼痛症候群 (complex regional pain syndrome : CRPS), そして脊髄損傷後などによくみられる異常知覚である余剰幻肢 (supernumerary phantom limb) で確認される.

錯覚研究の進歩によって身体所有感に関する有益な情報が次々と紹介された. 図3.12はBotvinickによって最初に紹介されたラバーハンド錯覚である[24]. これは, 目の前のラバーハンドと本物の手に同時に触覚刺激を与えていく手続きによって, しばらくラバーハンドを見ているとラバーハンドが触

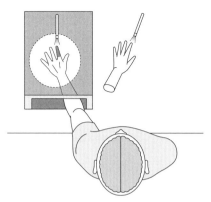

図3.12 ラバーハンド錯覚の概要

(Botvinick M et al : Rubber hands 'feel' touch that eyes see. Nature 391 : 756, 1998 より)

第3章　運動制御に関わる空間認知と身体イメージの生成プロセス

れられているように感じてくる．そして，そればかりではなく，まるでラバーハンドが自分の手のように感じてくる錯覚のことである．この際，見ているラバーハンド，そして感じている本物の手への刺激が時間的にも空間的にも一致することがラバーハンド錯覚生起の条件となる．刺激のタイミングがずれたり，刺激する場所が異なると，とたんに錯覚の程度が落ちることがわかっており，いわゆる身体所有感である目の前の身体が自分のものであると捉えることができるのは，視覚と体性感覚のフィードバックが時空間的に一致しているからであると考えられている．しかしながら，それだけの条件では説明できない実験結果も明らかになっている．Tsakirisら[25]は，被験者の本物の示指と小指に刺激をしつつ，見ているラバーハンドの示指と小指にも同時に刺激した場合，刺激されていない中指にもその錯覚が生じることを心理的な実験手続きによって明らかにした．通常，ラバーハンド錯覚後は，自己の身体の空間的位置がラバーハンド側によってしまう現象（ドリフト現象）がみられるが，刺激を受けていない中指であってもその現象がみられることが明確になったのである．すなわち，これは脳がつじつまをあわせる現象である．このような事実は，頭頂葉の中でも頭頂間溝や下頭頂小葉が身体の全体像の認識に関わっていることを示す重要な結果となった．

ラバーハンドの身体化においては，Ehrssonら[26]によっても興味深い報告がされている．彼らはラバーハンド錯覚が生じている際にラバーハンドを注射針で刺し，その主観的体験を記録した．その結果，ラバーハンド錯覚が強固に生じている対象者ほど，自己の手が刺されるのと同じように痛みの不快感に関わる前帯状回や前部島皮質の活動が認められることが明らかにされた．すなわち錯覚によって認知や情動の身体化が生じることが明確になった．一方，彼らはラバーハンド錯覚の神経基盤をfMRI研究によって調べているが，その際，時間的・空間的に一致させている条件において，運動前野と頭頂間溝の活性化が認められることを明らかにした[27]．このように身体局所だけでなく，全身の身体所有感の錯覚を感じている時においても，運動前野と頭頂間溝の活動の増加が認められている[28]．

ラバーハンド錯覚の程度に影響する因子としては，時空間的な視覚と体性感覚フィードバックの一致性だけでなく空間の逸脱にも影響を受ける．

第3章 運動制御に関わる空間認知と身体イメージの生成プロセス

Lloydら[29]は,実際の身体の位置からラバーハンドが離れるほど主観的錯覚強度が低下することを明らかにした.一方で,空間の逸脱のみならず,そのものの実体性(corporeality)である形態の逸脱が影響することが示されている.Tsakirisら[30]は,木片で作成されたさまざまな形をしたラバーハンドに身体所有感の錯覚が生じるかを調査した結果,図3.13の5のような形状であれば身体所有感の惹起が起こるが,1~4では身体所有感に関連した錯覚が生じないあるいは低下することを心理学的実験によって明らかにした.また,神経科学的研究において,rTMSを用いて右半球の側頭-頭頂接合部(temporal-parietal junction:TPJ)の機能を抑制する手続きをとった後には,本物の手のように見えるラバーハンドではない,手とは想定つかない物体に対して身体所有感の錯覚が生じやすくなることが明らかにされた[31].この研究結果から,自己と他者を弁別する機能に関しては右半球のTPJが担っていることが示唆された.Blankeらの研究[32]においても,右下頭頂小葉を含むTPJを電気刺激すると体外離脱体験が生じることが明らかにされている(図3.14).

Limanowskiら[33]はラバーハンド錯覚において,「触れられる」といった触覚の予期の影響を取り除いた実験手続きにて,どのような脳活動に変化が起こるかを調べた.その結果,有線領外身体領域(extrastriate body area:EBA)

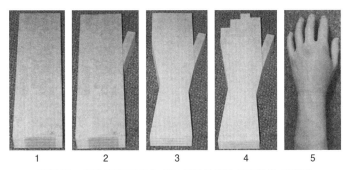

図3.13 身体所有感の生成における身体の実体性の影響
木片で作成されたさまざまな形をしたラバーハンドに身体所有感の錯覚が生じるかを調査した結果,図の5のように本物の身体のような実体性(corporeality)がなければ身体所有感の錯覚は生じないあるいは少ないことがわかった.

(Tsakiris M et al:Hands only illusion: multisensory integration elicits sense of ownership for body parts but not for non-corporeal objects. Exp Brain Res 204:343-352, 2010 より)

第3章 運動制御に関わる空間認知と身体イメージの生成プロセス

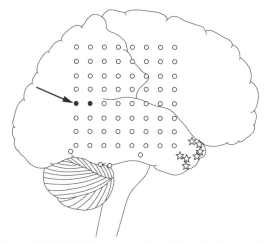

図3.14 体外離脱体験を生じさせる右側頭-頭頂接合部（矢印）
(Blanke O et al：Stimulating illusory own-body perceptions. Nature 419：269-270, 2002 より)

と前部島皮質が有意に活動することがわかった．脳の中には身体部分の視覚刺激に反応する領域があり，その領域をEBAと呼ぶ．EBAは身体の写真，線画，シルエットに対して応答し，後の運動イメージに関する章で説明する自己の身体を三人称的に捉える場合にその活動が高いことがわかっている[34]．なおEBAは身体の美意識にも関連することが示されており，身体イメージが単純な感覚運動表象にのみ起こるわけではないことがわかっている[35]．

一方，ラバーハンド錯覚が生じると錯覚が生じている側の手のみ，錯覚が生じていない時に比べ有意に皮膚温が低下することが確認されている[36]．すなわち，ラバーハンドを自己の手のように思い，本物の手の方を無視してしまい，本物の手の身体所有感が減少すると体温調整すらできなくなるというものである．このように身体所有感の変化は自律神経系に影響を与える．島皮質は自律神経機能である内受容感覚のコントロールに関与することが示されている[37]．近年，自己の脈拍リズムと目の前のラバーハンドが赤くなるタイミングが同期するとラバーハンド錯覚が生じることが示された[38]．よって，身体所有感の生成には，視覚-触覚の同期による時空間的一致のみならず，内受容感覚と外受容感覚との同期も要因であると言えよう．また，ラ

第3章　運動制御に関わる空間認知と身体イメージの生成プロセス

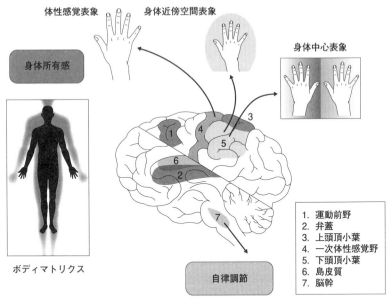

図3.15　ボディーマトリックスの概念図

頭頂連合野や島皮質が関与していることから，身体所有感は自律神経系を含めたシステムによるものであると考えられている．

(Moseley GL et al : Bodily illusions in health and disease : physiological and clinical perspectives and the concept of a cortical 'body matrix'. Neurosci Biobehav Rev 36 : 34-46, 2012 より)

バーハンド錯覚を起こす際，ゆっくりとした触覚刺激を心地よく感じ，その心地よさの程度がラバーハンド錯覚に影響することがわかっている[39]．すなわち，視覚 - 体性感覚の一致が身体所有感の生起を決定づけるのではなく，情動的側面も関わる．島皮質は内受容感覚のみならず，情動の生起にも関与することが示されており，今日では自己の身体所有感を含めたボディーマトリックスは頭頂連合野に島皮質の機能である自律神経系を含めたシステムによって生成されると概念化されている（**図3.15**）[40]．これらを総称した形で，近年における多くの基礎研究や損傷脳の責任病巣の探索研究の成果から，身体所有感を包含した身体イメージは頭頂葉のみならず，EBAや島皮質も関与していることが指摘されている（**図3.16**）[41]．

第3章　運動制御に関わる空間認知と身体イメージの生成プロセス

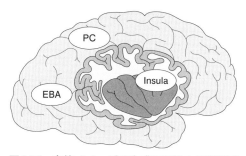

図3.16　身体イメージの生成に関連する脳領域

PC：Parietal Cortex．頭頂葉．
Insula：島皮質．
EBA：extrastriate body area．有線領外身体領域．
(Berlucchi G et al：The body in the brain revisited. Exp Brain Res 200：25-35, 2010 より)

3.8　身体所有感の階層性

　先に示したように，身体所有感は単純な視覚 – 体性感覚情報の統合のみの範疇でなく，情動に加え自己の信念や社会的な関係によっても影響を受ける．これらの視点から，身体所有感は3つの階層に概念化されている（図3.17）[42]．

　一番下層が知覚的表象（perceptual representation）であり，視覚や体性感覚フィードバックならびに自己の身体図式によって生成されるものである．発達段階では初期に獲得する階層であり，自己の身体に向けて自己の身体が接触するといったself touchなどを通じて獲得していくレベルである．これまで述べてきた視覚 – 体性感覚の同期性から得られる身体所有感はこれに相当する．

　その上の層が命題的（概念的）表象（propositional representation）であり，文脈や思考などその個人がもつトップダウン的な意識によって干渉されるというものであるが，先に示した知覚の延長による身体イメージの変化も命題的表象によって起こるものである．これまで述べてきたように視覚と触覚が同期することや，実際の身体とバーチャルな身体が同じ位置にあれば錯覚が生じるが，それに加えてバーチャルな身体に所有感が生じるためには自己の身体とバーチャルな身体がつながっている要素も重要であることが示されて

第3章　運動制御に関わる空間認知と身体イメージの生成プロセス

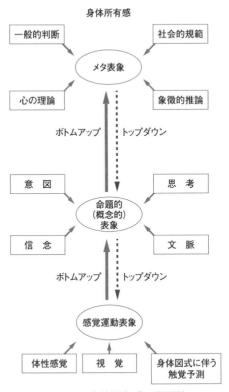

図3.17　身体所有感の階層性

(Synofzik M et al：I move therefore I am a new theoretical framework to investigate agency and ownership. Conscious Cogn17：411-442, 2008 より)

いる[43]．身体所有感はバーチャルな身体の途切れている部分が大きいほど錯覚が惹起されず（**図3.18B**），つながっていない身体部分に四角いオブジェクトで補填すること（**図3.18C**）で身体所有感が生じることが明らかになっている[44]．これはまさしく文脈依存的な命題的表象によるトップダウン的な身体所有感の生成である．

また，これまでの研究によって，自己の身体を大きく錯覚すると痛みの閾値が低下することが明らかになっている[45]が，我々は身体の大きさではなく，身体の性質を変化させることで痛みの閾値が変化することを明らかにした．**図3.19**のように通常のラバーハンド（A），傷ついたラバーハンド（B），

第3章　運動制御に関わる空間認知と身体イメージの生成プロセス

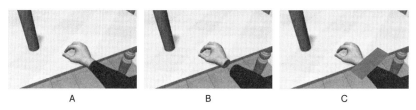

図3.18　つながりのないバーチャルな身体における錯覚
A：バーチャルな身体がつながっている条件
B：バーチャルな身体がつながっていない条件
C：■のオブジェクトで補填された身体条件

(Tieri G et al：Mere observation of body discontinuity affects perceived ownership and vicarious agency over a virtual hand. Exp Brain Res 233：1247-1259, 2015 より)

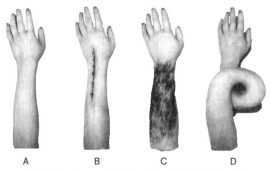

図3.19　身体の見た目が痛みに与える影響
通常のラバーハンド(A)，傷ついたラバーハンド(B)，毛深いラバーハンド(C)，ねじれたラバーハンド(D)に身体所有感の錯覚を惹起させている時に，身体に痛み刺激を加えると，傷ついたラバーハンドに身体所有感の錯覚が生じている時に痛み閾値が低下する（痛みを感じやすくなる）．

(Osumi M et al：Negative body image associated with changes in the visual body appearance increases pain perception. PLoS One 9：e107376, 2014 より)

　毛深いラバーハンド(C)，ねじれたラバーハンド(D)に身体所有感の錯覚を惹起させ，実際の身体に痛み刺激を加えると，傷ついたラバーハンドに身体所有感の錯覚が生じている時に痛み閾値が低下することを明らかにした[16]．すなわち，傷ついた身体を見て，それが自己の身体のような錯覚が生じた際，より痛みを感じやすくなることが発見された．これに関しては，自分の手が赤くなったと錯覚している時は，「炎症」などのイメージが想起されて

第3章　運動制御に関わる空間認知と身体イメージの生成プロセス

熱刺激による疼痛閾値が低下することや，逆に手が青くなったと錯覚している時は，「冷却」などのイメージが想起されて熱刺激による疼痛閾値が増加することが報告されており[47]，直接的に痛みを想起しやすい文脈によって自己の身体の意識が変調することが示唆される．また，実際の手を映像で見ている時よりも，その映像を変調させ，虫唾の走るような手に変化させ，それを見ている時には「手にうずくような感覚を感じる」といった異常知覚が起こることがわかっている[48]．その際，「実際の手」に対して身体所有感を感じていない者ほど，「虫唾の走るような手」を見ている時にうずくような感覚が大きかった．このように，こうした命題的表象に基づいた身体の意識はトップダウンな解釈が大いに関与しており，臨床的に説明ができない症状（medically unexplained symptoms）には，このようなトップダウンの身体イメージが関わっていることが推察されている．

　一番上の層はメタ表象（meta representation）と呼ばれ，この階層は他者の感情を読み取ったり，信念を理解したりする機能である心の理論（theory of mind）や，社会的規範（social rules）などの他者や社会の影響をトップダウン的な意識によって受けるということである．摂食障害者の身体イメージの変容もこのレベルの変調である．Masterら[49]は，黒い肌のラバーハンド錯覚を体験した時の心理的変化を示した．その際，白人と呼ばれる人種を対象に，黒い肌のラバーハンド錯覚を体験させたが，錯覚が強く起こる者ほど暗黙的な人種バイアスがポジティブに変化することが示された．一方，我々は自己の身体が2倍に見える鏡を利用してミラー錯覚を起こし，その際，自己の身体に痛み刺激を加え痛みの閾値を調べた[50]．その結果，痛みの閾値が増加する者と痛みの閾値が低下する者の2タイプが確認された．痛みの閾値が増加する者，すなわち痛みが感じにくくなる者は手の大きさを2倍に錯覚させることで2点識別距離が短縮し，知覚の鮮明化が起こった．このタイプは自己の身体が2倍に錯覚されることで不快な情動の変化は起こらず，特に大きく錯覚されることになんとも思わないといった意見が大半であった．一方，痛みの閾値が低下する者，すなわち痛みを感じやすくなる者は自分の手が大きく錯覚することに不快情動が増すことがわかった．加えて，痛みの閾値の低下と自己の身体に対してネガティブな観念をもっていることに関連が

第3章　運動制御に関わる空間認知と身体イメージの生成プロセス

みられた．つまり，自己の身体について，社会的な視点で否定的な感情をもてばもつほど，自己の身体を大きく錯覚した場合に不快の度合いが増し，それに基づき痛みを感じやすくなることが明らかになった．これらの研究からも，自己の身体の意識には社会的な価値観を伴うメタ表象がトップダウンに影響することが明確になった．

体性感覚の認知の階層性には，触っているか否かを検出する感覚レベルである「触覚の検出（tactile detection）」，触っている場所を同定する知覚レベルである「触覚部位の同定（tactile localization）」，そして，触れている場所や触れていない場所の大きさやその形態を判断する表象レベルである「サイズ・形態の判断（body size/shape representation）」の3つが存在する（図3.20）[51]．しかしながら，図3.17の階層性の視点から，体性感覚刺激のみでは身体所有感はつくられず，それは視覚情報とのボトムアップ的な統合に基づく時空間的な位置関係の認識という知覚認知プロセスを経て生成されること，そして命題的あるいはメタ的な意味的・言語的関係の認識という社会認知プロセスを経てトップダウン的に修飾され，それに基づき身体所有感が生成されたり変容したりする．これには外受容感覚と内受容感覚の統合という視点も含まれるわけである．こうした背景から，リハビリテーションにおける治療手続きにおいて，身体所有感の生成のためには，視覚-体性感覚の統合プロセスや言語を用い身体位置の問いをたて（命題），その位置や接触関係を識別することといった手続きが必要になる．

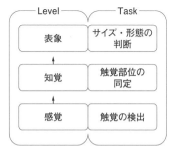

図3.20　体性感覚の認知の階層性
身体の大きさ・形態の判断は身体表象の階層で行われる．
（Ferrè ER et al：Vestibular contributions to bodily awareness. Neuropsychologia 51：1445-1452, 2013 より）

3.9 神経科学から考える身体イメージ障害の特徴

　脳損傷者ではないが自己の身体の切断を希望する者の脳の構造を調べると，右頭頂連合野，右前部島皮質に形態学的な変化が生じていることが明らかにされた[53]．この際，これらの領域は身体イメージに関与する場所であるが，形態学的変化に起因し，機能不全を起こすことが，余剰幻肢を引き起こしたり，身体に対する嫌悪感が生まれるのではないかと考察されている．自己の身体に嫌悪を感じたり，切断を願望したりする症状をミソプレジア（misoplegia）と呼ぶ[54]．また，下肢切断を強く望んでいる者はラバーフット錯覚を強く感じてしまう特徴が確認されており[55]，自己の本物に対する身体所有感が乏しいことが影響していると考えられている．一方で，切断を求めている部位に軽く針刺激した場合，皮膚コンダクタンスが上昇し自律神経反応が出現することも確認されており，この自律神経反応の出現は島皮質の活動異常が引き起こした現象であると考えられている[56]．これらのことをまとめると，嫌悪感の中枢である島皮質の活動異常が起こると切断願望が出現するといえ，島皮質が過活動するケースが存在する難治性疼痛患者や慢性痛患者では，このような主観的訴えが起こることがしばしばある．この場合，自己の身体所有感の低下や喪失がそれを助長しているため，自己の身体所有感を惹起させるべきトレーニングを行っていくと，そのような切断願望，疼痛の程度が減少することが我々のケーススタディーによって確認されている[57]．

　切断願望は異常知覚の出現によって起こることが確認されている．McCabeら[58]は視覚と体性感覚のフィードバックが不一致の状態が起こると，不快感や痛みが出現することを報告した（図3.21）が，最近になってこの不一致は直接的な痛みを出現させるというわけではなく，腕の増加（余剰幻肢），奇妙さ，重さなど個人によって異なるさまざまな異常知覚を引き起こすことが示され，中でも腕の増加が不一致課題で多くなることが示された[59]．現在のところ，これらの知見から，視覚−体性感覚の同期は身体所有感を引き起こす重要な情報になるが，非同期となりそれが継続されると何らかの異常知覚が出現し，その異常知覚が痛みの程度を修飾してしまい，主観的疼痛強度を増加させる引き金をつくっているのではないかと考えられている．現に，難治性疼痛の一つである線維筋痛症患者で視覚−体性感覚の不一

第3章　運動制御に関わる空間認知と身体イメージの生成プロセス

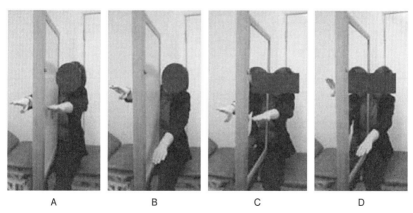

図3.21　視覚と体性感覚情報の不一致を引き起こす実験手続き

AとCは左右の体性感覚情報が同じであるが，Aは衝立，Cは鏡で左右を遮っている．BとDは左右の体性感覚情報が異なり，Bは衝立，Dは鏡で左右を遮っている．Dでは鏡上に映し出されている左手を右手のように錯覚するが，その錯覚上の右手と実際の右手は位置が異なっている．この違いによって不快感が起こり，痛みが出現する者がみられた．

(McCabe CS et al：Simulating sensory-motor incongruence in healthy volunteers: implications for a cortical model of pain. Rheumatology (Oxford) 44:509-516, 2005 より)

致条件をつくると異常知覚が強く出現することが確認されている[60]．

　身体イメージ障害は古くから右半球損傷で起こることが症候学で示されている．麻痺している自己の身体を忘れるといった半側身体失認のみならず，自己の手を他者の手と認識してしまう身体パラフレニアなど，その症状は難解な印象が強い．近年，右半球損傷後，他者の手に対して身体所有感が生じる者に対して，隣に置かれた他者の手に痛み刺激を加えると実際に痛みを感じることが報告されている[61]．また，右半球損傷患者を身体パラフレニア，身体失認，そしてそれらを伴わない左片麻痺に分類し，身体に痛みを与えようとするシーンを見せたところ，身体パラフレニア患者においてのみ，痛み刺激を与えても皮膚コンダクタンスの反応がみられず，自律神経反応が起こらないことが確認された[62]．

　こうした他者の身体に所有感が起こる者の病態を客観的かつ簡便に評価する手段として提案されているのが両手干渉課題である．図3.22のように，片

第3章　運動制御に関わる空間認知と身体イメージの生成プロセス

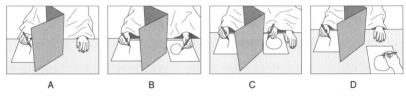

図3.22　他者の身体が自己の身体のように感じる症例の客観的評価
(Garbarini F et al：Embodiment of an alien hand interferes with intact-hand movements. Curr Biol 23：R57-58, 2013 より)

手で直線のみ描く(A)，片手で直線，もう片手では円を描く(B)，片手で直線，自己座標上で他者が円を描く(C)，片手で直線，他者座標上で他者が円を描く(D)の4条件で課題を行わせ，描いた直線が条件によってどれだけ楕円化を起こすかovalization index(円になるかをあらわす指標)を算出した結果，健常者ではBの条件で楕円形に最も変形(楕円化)することが確認されたが，他者の身体が自己の身体のように感じる症例ではCの条件で楕円形に変形することが示された[63]．本来なら，Bの条件にて見ている身体運動に干渉されてしまう．すなわち身体イメージが残存していればそのような干渉効果が起こるが，身体イメージに障害が起こっている症例ではそのような干渉効果が起こらず，さらに他者の身体を自己のものと認識してしまう症状が出現している場合は，自己座標上で視覚的に確認できる場合，その他者の身体に干渉されてしまうことがわかった．ここ最近，こうした両手干渉課題は身体イメージの障害程度を客観的に示す方法として注目されている．円を描いているイメージを起こすことでも直線が楕円形になることがわかっており，患側を動かすことができない場合にも用いることができるのが特徴である．これに関しては次章の運動イメージの部分で詳細に示したい．

　一方，身体パラフレニア患者を対象にし，図3.23のように直接的に一人称視点で手を見る時(direct view)と，鏡を介して三人称視点で手を見る時(mirror view)の2条件で身体所有感が変化するかどうかを調査した研究[64]では，興味深いことに，身体パラフレニア患者ではmirror view条件で身体所有感が惹起されることが明らかになった．これは身体所有感の責任領域の一つで主要な神経ネットワークを担う頭頂葉に損傷があっても，EBAなどのサブシステムが反応するとこのような現象が起こるのではないかと考察され

第3章　運動制御に関わる空間認知と身体イメージの生成プロセス

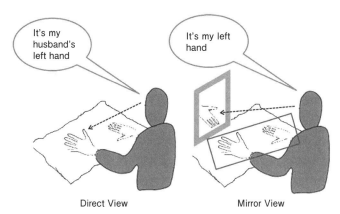

図3.23　身体パラフレニア患者における一人称視点と三人称視点における観察時の身体所有感の生成の違い
患者ではDirect Viewである一人称視点の時に「夫の手」と言い，Mirror viewである三人称視点の時に「自分の手」ということが観察された．
(Fotopoulou A et al：Mirror-view reverses somatoparaphrenia: dissociation between first- and third-person perspectives on body ownership. Neuropsychologia 49：3946-3955, 2011 より)

ている．また，Jenkinsonら[65]は，身体パラフレニア患者に対して，先ほどのような一人称観察，三人称観察の違いだけでなく，身体空間の違いによって身体所有感が変化するかについて調べた．その結果，身体パラフレニア患者では，通常身体所有感を強く感じるperipersonal space（身体近傍空間）ではなく，extrapersonal space（体外空間）に注意を向けた場合に最も身体所有感を感じることがわかった．さらに，他者の手を自己の手と感じる脳損傷患者が他者の手によって道具操作された後で身体図式の延長が認められるのかを検証した研究では，他者が道具操作した後でも自己の身体イメージの延長が認められることが明らかされた[66]．

身体イメージの障害である身体パラフレニアやミソプレジアを呈する症例に対して，自己の身体にセルフタッチしている際に身体所有感が改善することが示されているが，この際，自己の身体にセルフタッチするだけでなく，他者の身体やラバーハンドにセルフタッチすることでも触れる手に身体所有感が惹起されることが確認された[67]．すなわち，触れる手には意図があり，こうした意図に基づいた触覚の予測によって身体所有感が起こるのではな

第3章 運動制御に関わる空間認知と身体イメージの生成プロセス

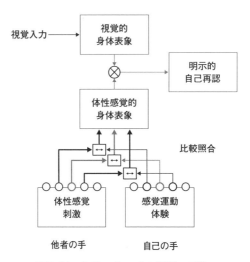

図3.24 セルフタッチの心理モデル

(Schütz-Bosbach S et al：Touchant-touché: the role of self-touch in the representation of body structure. Conscious Cogn 18:2-11, 2009 より)

かと考えられている．現に，右半球損傷者では感覚フィードバックを時間的にずらすと，セルフタッチによる知覚の向上が認められないことが明らかにされている[68]．すなわち，意図が起こると触覚の時間的空間的な予測が生まれるが，その触覚の予測が身体所有感を生み出す要因ではないかと考えられている．先に触覚の予測を生じさせないラバーハンド錯覚の場合はEBAが活性化し，EBAが活性化することで自己の身体を他者化してしまう特徴があることを示したように，自己の身体にどのようなタイミングで触覚が生じるかといった予測が身体所有感の生成にとって重要な要素であるに違いない．

乳児におけるセルフタッチは自己の身体所有感を生成するうえで役割を担うことが報告されている[69]が，自己の身体を利用して能動的に接触する手続きが身体所有感を惹起させる重要な要因（**図3.24**）であり，どうやら「触れる手」と「触れられる手」の対応関係によって身体所有感が成り立ち，それが視覚と統合されることで意識的な自己の身体表象が獲得されていくようである．

第3章 運動制御に関わる空間認知と身体イメージの生成プロセス

引用文献

1) Pohl W：Dissociation of spatial discrimination deficits following frontal and parietal lesions in monkeys. J Comp Physiol Psychol 82:227-239, 1973.
2) Kohler S et al：Dissociation of pathways for object and spatial vision: a PET study in humans. Neuroreport 6:1865-1868, 1995.
3) Ungerleider LG et al：Two cortical visual systems. In: Ingle DJ, Goodale MA, Mansfield (Eds.), Analysis of visual behavior. Cambridge: The MIT Press, 1982.
4) Goodale MA et al：A neurological dissociation between perceiving objects and grasping them. Nature 349:154-156, 1991.
5) Goodale MA, Meenan JP et al：Separate neural pathways for the visual analysis of object shape in perception and prehension. Curr Biol 4:604-610, 1994.
6) Goodale MA et al：Separate visual pathways for perception and action. Trends Neurosci 15:20-25, 1992.
7) Rizzolatti G et al：The inferior parietal lobule: where action becomes perception. Novartis Found Symp 270:129-140, 2006.
8) Arbib MA：ニューラルネットと脳理論　第2版(金子隆芳，訳)．サイエンス社，1994.
9) Bálint R：Seelenhamung des, Schauens, optische Ataxie, raümlische Störung der Aufmeirsamkeit. Monatsschr Psychiatr Neurol 25:51-81, 1999.
10) Garcin R et al：Optic ataxia localized in left homonymous visual hemifields (clinical study with film presentation) Revue Neurologique (Paris) 116:707-714, 1967.
11) Buxbaum LJ et al：Subtypes of optic ataxia: Reframing the disconnection account. Neurocase 3:159-166, 1997.
12) Buxbaum LJ et al：Spatio-motor representations in reaching: Evidence for subtypes of optic ataxia. Cognitive Neuropsychology 15:279-312, 1998.
13) Jeannerod M：The formation of finger grip during prehension. A cortically mediated visuomotor pattern. Behav Brain Res 19:99-116, 1986.
14) Gallese V et al：Deficit of hand preshaping after muscimol injection in monkey parietal cortex. Neuroreport 5:1525-1529, 1994.
15) Murata A et al：Selectivity for the shape, size, and orientation of objects for grasping in neurons of monkey parietal area AIP. J Neurophysiol 83:2580-2601, 2000.

16) Fogassi L et al: Cortical mechanism for the visual guidance of hand grasping movements in the monkey: A reversible inactivation study. Brain 124(Pt 3): 571-586, 2001.
17) Head H et al: Sensory disturbances from cerebral lesions. Brain 34: 102-254, 1991-1992.
18) Bruner J: 認識能力の成長(岡本夏木, 訳). 明治図書, 1997.
19) Sakata H et al: Somatosensory properties of neurons in the superior parietal cortex (area 5) of the rhesus monkey. Brain Res 64: 85-102, 1973.
20) Leinonen L et al: Functional properties of neurons in lateral part of associative area 7 in awake monkeys. Exp Brain Res 34: 299-320, 1979.
21) Iwamura Y: Hierarchical somatosensory processing. Curr Opin Neurobiol. 8: 522-528, 1998.
22) Iriki A et al: Coding of modified body schema during tool use by macaque postcentral neurones. Neuroreport 7: 2325-2330, 1996.
23) Longo MR et al: What is embodiment? A psychometric approach. Cognition 107: 978-998, 2008.
24) Botvinick M et al: Rubber hands 'feel' touch that eyes see. Nature 391: 756, 1998.
25) Tsakiris M et al: The rubber hand illusion revisited: visuotactile integration and self-attribution. J Exp Psychol Hum Percept Perform 31: 80-91, 2005.
26) Ehrsson HH et al: Threatening a rubber hand that you feel is yours elicits a cortical anxiety response. Proc Natl Acad Sci USA 104(23): 9828-9833, 2007.
27) Ehrsson HH et al: That's my hand! Activity in premotor cortex reflects feeling of ownership of a limb. Science 305: 875-877, 2004.
28) Petkova VI B et al: From part- to whole-body ownership in the multisensory brain. Curr Biol 21: 1118-1122, 2011.
29) Lloyd DM: Spatial limits on referred touch to an alien limb may reflect boundaries of visuo-tactile peripersonal space surrounding the hand. Brain Cogn 64: 104-109, 2007.
30) Tsakiris M et al: Hands only illusion: multisensory integration elicits sense of ownership for body parts but not for non-corporeal objects. Exp Brain Res 204: 343-352, 2010.
31) Tsakiris M et al: The role of the right temporo-parietal junction in maintaining a coherent sense of one's body. Neuropsychologia 46(12): 3014-3018, 2008.
32) Blanke O et al: Stimulating illusory own-body perceptions. Nature

419:269-270, 2002.
33) Limanowski J et al：The extrastriate body area is involved in illusory limb ownership. Neuroimage 86:514-524, 2014.
34) Saxe R et al：My body or yours? The effect of visual perspective on cortical body representations. Cereb Cortex 16:178-182, 2006.
35) Calvo-Merino B et al：Extrastriate body area underlies aesthetic evaluation of body stimuli. Exp Brain Res 204:447-456, 2010.
36) Moseley GL et al：Psychologically induced cooling of a specific body part caused by the illusory ownership of an artificial counterpart. Proc Natl Acad Sci USA 105:13169-13173, 2008.
37) Craig AD：How do you feel - now? The anterior insula and human awareness. Nat Rev Neurosci 10:59-70, 2009.
38) Suzuki K et al：Multisensory integration across exteroceptive and interoceptive domains modulates self-experience in the rubber-hand illusion. Neuropsychologia 51:2909-2917, 2013.
39) Crucianelli L et al：Bodily pleasure matters：velocity of touch modulates body ownership during the rubber hand illusion. Front Psychol 4:703, 2013.
40) Moseley GL et al：Bodily illusions in health and disease：physiological and clinical perspectives and the concept of a cortical 'body matrix'. Neurosci Biobehav Rev 36:34-46, 2012.
41) Berlucchi G et al：The body in the brain revisited. Exp Brain Res 200:25-35, 2010.
42) Synofzik M et al：I move therefore I am a new theoretical framework to investigate agency and ownership. Conscious Cogn17:411-442, 2008.
43) Perez-Marcos D et al：Is my hand connected to my body? The impact of body continuity and arm alignment on the virtual hand illusion. Cogn Neurodyn 6:295-305, 2012.
44) Tieri G et al：Mere observation of body discontinuity affects perceived ownership and vicarious agency over a virtual hand. Exp Brain Res 233:1247-1259, 2015.
45) Moseley GL et al：Bodily illusions in health and disease：physiological and clinical perspectives and the concept of a cortical 'body matrix'. Neurosci Biobehav Rev 36:34-46, 2012.
46) Osumi M et al：Negative body image associated with changes in the visual body appearance increases pain perception. PLoS One 9:e107376, 2014.
47) Martini M et al：What Color is My Arm? Changes in Skin Color of an

Embodied Virtual Arm Modulates Pain Threshold. Front Hum Neurosci 7:438, 2013.
48) McKenzie KJ, Newport R : Increased somatic sensations are associated with reduced limb ownership. J Psychosom Res 78:88-90, 2015.
49) Maister L et al : Experiencing ownership over a dark-skinned body reduces implicit racial bias. Cognition 128:170-178, 2013.
50) Osumi M et al : Factors associatedwith the modulation of pain by visual distortion of body size. Front Hum Neurosci 8: 137, 2014.
51) Ferrè ER et al : Vestibular contributions to bodily awareness. Neuropsychologia 51:1445-1452, 2013.
52) Longo MR et al : More than skin deep: body representation beyond primary somatosensory cortex. Neuropsychologia 48: 655-668, 2010.
53) Hilti LM et al : The desire for healthy limb amputation: structural brain correlates and clinical features of xenomelia. Brain 136(Pt 1):318-329, 2013.
54) Loetscher T et al : Misoplegia: a review of the literature and a case without hemiplegia. J Neurol Neurosurg Psychiatry 77:1099-1100, 2006.
55) Lenggenhager B et al : Disturbed body integrity and the "rubber foot illusion". Neuropsychology 29:205-211, 2015.
56) Brang D et al : Apotemnophilia: a neurological disorder. Neuroreport 19:1305-1306, 2008.
57) Osumi M et al : Tactile localization training for pain, sensory disturbance, and distorted body image: a case study of complex regional pain syndrome. Neurocase 21:628-634, 2015.
58) McCabe CS et al : Simulating sensory-motor incongruence in healthy volunteers: implications for a cortical model of pain. Rheumatology (Oxford) 44:509-516, 2005.
59) Foell J et al : Sensorimotor incongruence and body perception: an experimental investigation. Front Hum Neurosci 24: 310, 2013.
60) McCabe CS et al : Somaesthetic disturbances in fibromyalgia are exaggerated by sensory motor conflict: implications for chronicity of the disease? Rheumatology (Oxford) 46: 587-1592, 2007.
61) Pia L et a : Pain and body awareness: evidence from brain-damaged patients with delusional body ownership. Front Hum Neurosci 7:298, 2013.
62) Romano D et al : Arousal responses to noxious stimuli in somatoparaphrenia and anosognosia: clues to body awareness. Brain 137(Pt 4):1213-1223, 2014.

63) Garbarini F et al：Embodiment of an alien hand interferes with intact-hand movements. Curr Biol 23：R57-58, 2013.
64) Fotopoulou A et al：Mirror-view reverses somatoparaphrenia: dissociation between first- and third-person perspectives on body ownership. Neuropsychologia 49：3946-3955, 2011.
65) Jenkinson PM et al：Body ownership and attention in the mirror: insights from somatoparaphrenia and the rubber hand illusion. Neuropsychologia 51：1453-1462, 2013.
66) Garbarini F et al：When your arm becomes mine: Pathological embodiment of alien limbs using tools modulates own body representation. Neuropsychologia 70：402-413, 2015.
67) van Stralen HE et al：The role of self-touch in somatosensory and body representation disorders after stroke. Philos Trans R Soc Lond B Biol Sci 366：3142-3152, 2011.
68) White RC et al：Tactile expectations and the perception of self-touch: an investigation using the rubber hand paradigm. Conscious Cogn 19：505-519, 2010.
69) Schütz-Bosbach S et al：Touchant-touché: the role of self-touch in the representation of body structure. Conscious Cogn 18：2-11, 2009.

第4章
運動主体感・運動意図の生成プロセスと運動イメージ

4.1 運動主体感およびその生成に関わる責任領域

　前章で述べたように，身体所有感とは自己の身体が自分のものであるという所有の意識であるが，身体性を示すもう一つの要素である運動主体感（sense of agency）は，自己の運動を実現しているのは自分自身であるという主体の意識のことである[1]．運動主体感は目の前の手を動かした際，これは自分の意図によって起こった動きであるという意識であるが，そうした運動意図の意識はどこから生まれるのであろうか．

　Desmurgetら[2]は，脳腫瘍手術が必要な対象者に対して頭蓋を開き，脳に直接的に電気刺激を行った．その結果，**図4.1**の△の領域に電気刺激を行うと，弱い刺激であれば「唇を舐めたくなる」「腕を動かしたくなる」などの運動意図が生まれることが明らかになった．また，□の領域に強い刺激を与えると，運動は生じないが，運動が起こっているといった運動錯覚を知覚することが明らかになった．一方，**図4.1**の○の領域に電気刺激を行うと，手足や口の動きが実際に起こるが，意識的な運動意図や自覚がない．すなわち，動きは起こるがその運動に気づいていないことが明らかになった．この結果から，運動前野（○）への電気刺激では，実際に運動は生じるが，その運動をしているのは自分自身であるといった行為者主体の感覚が意識されないが，下頭頂小葉（△）への電気刺激では運動意図の出現，そして運動錯覚の知覚（□）を惹起させることから，行為者主体の動きの意識はこの領域の機能に基づいていることが明らかになった．これらの意識は右半球に対する電

第4章 運動主体感・運動意図の生成プロセスと運動イメージ

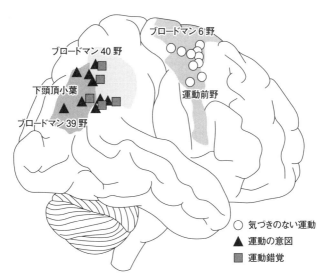

図4.1 大脳皮質への直接的電気刺激により運動感覚が出現する領域
(Desmurget M et al：Movement intention after parietal cortex stimulation in humans. Science 324：811-813, 2009より)

気刺激によって起こり，右の下頭頂小葉の機能が行為者主体の運動意図，すなわち運動主体感を生み出すと結論づけられた．

　最近になって，右下頭頂小葉の活動を10Hz rTMS（高頻度）によって刺激し，ノイズ刺激をその領域に与え，一時的に機能を混乱させた際の道具操作時の運動意図の意識経験が確認されているが，ノイズが加えられると，実際に自分自身が道具を操作している時であっても，自分が操作していない意識が生まれることが明らかになった（実験ではコンピュータが操作していると感じるようになる）[3]．したがって，この領域が障害を受けると自己の運動意図の喪失感のみならず，重度な場合は「他者によって動かされる自己の身体」といった意識を生み出すことになる．

4.2 運動錯覚経験を生み出す脳機能

　運動錯覚を生み出す方法としては，腱に振動刺激を行い，直接に固有感覚フィードバックを利用して起こす手続きと，映像上の身体と実際の身体のス

第4章　運動主体感・運動意図の生成プロセスと運動イメージ

ケールを同期させ，映像上の身体が動いているのを観察しているだけで，あたかも自分自身が運動しているような錯覚を起こすバーチャルリアリティーを用いた手続きがある．

　腱振動刺激による運動錯覚とは，適切な周波数（80Hz）の振動刺激を腱に加えられることによって，骨格筋内の筋紡錘からのIa求心性線維が活動し，その筋が伸ばされているかのような筋長の情報が脳へ送られることにより，あたかも自分自身の手足が動いているような明瞭な運動錯覚が惹起されることである[4]．Naitoら[5]は自己の腱に振動刺激を加えると，左右肢関係なく右半球の下頭頂小葉，そして左右半球の下前頭回（BA44/45）が活性化することを報告した．これらの結果から，内受容感覚としての自己の運動錯覚には，右半球の前頭-頭頂領域が深く関わっていることを考察した．我々も腱振動刺激による運動錯覚時に先行研究と同様の運動関連領域の活動増加を脳イメージング装置にて確認している[6]．これらの運動関連領域は実際に運動する時にも賦活する脳領域であることが確認されており[7]，後述する運動イメージと同様に運動錯覚は運動実行時の脳活動と等価的であるといえる．一方で，左右脳の側性化について議論すべき興味深いデータが示されている．Naitoら[8]はボールに接触した（ボールを握った）手に対する振動刺激によって惹起される手-物体運動錯覚の際には，左半球の下頭頂小葉と下前頭回が活性化することを示した．すなわち，ボールが視覚的に動くといった外界に働きかけるような錯覚の際には左半球が優位に活性化することを示されたわけである．したがって自己の内受容感覚に基づく運動錯覚は右半球が，物体の外受容感覚に基づく運動錯覚には左半球が関与しているといった左右半球の機能の違いが存在することがわかった．

　腱振動刺激を用いた研究によって，錯覚は文脈に依存することも明らかにされている．たとえば，触覚と振動刺激による錯覚を組み合わせることによってさまざまな姿勢の変化を感じる（図4.2）[9]．図4.2Aはピノキオ錯覚とも呼ばれ，肘屈筋腱に振動刺激を加え肘関節の伸展の運動錯覚が生じた場合，指は鼻に触れているために伸展した錯覚が生じても常時鼻には手指からの触覚が入り続けている．したがって，脳はそのつじつまを合わせるために鼻が伸びているような身体意識を生み出すようになる．振動刺激を与える位

第4章　運動主体感・運動意図の生成プロセスと運動イメージ

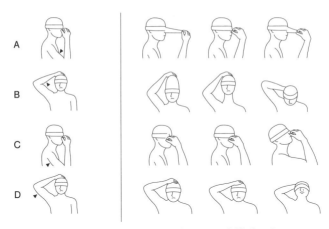

図4.2　文脈の違いによって起こる運動錯覚の違い
(Lackner JR：Some proprioceptive influences on the perceptual representation of body shape and orientation. Brain 111：281-297, 1988 より)

置を違えることで図4.2のBからDの姿勢の変化を感じることが明らかになっている．このように，他の実験成果も踏まえ，今日では文脈によっても身体意識が変化することが確認されている[10]．興味深いことに，両手掌を合わせた状態で右手関節総指伸筋腱を振動刺激すると，直接刺激された側の右手関節掌屈の運動錯覚が想起されるだけでなく，左手関節が背屈するといった運動錯覚が惹起することが確認されている[11]．左手関節に対しては直接刺激をしていないため求心性情報は脳内へ伝わっていない．しかし，左手運動の錯覚が生じることは触覚情報と右手関節の運動感覚情報から文脈が合うように脳内で情報が統合されているためである．

　健常者に対して手・指を固定して5日間の不動をつくり，固定期間中に振動刺激による運動錯覚を生じさせ，固定除去時に除去前の手の実運動中の脳活動をfMRIで比較した臨床的な研究がある[12]．その結果，運動錯覚群では一次体性感覚野，一次運動野，下頭頂小葉，補足運動野，背側運動前野の活動低下が認められず，非錯覚群では運動は起こるものの，それらの領域の活動が固定後に減弱化していたことがわかった．先に述べたように，下頭頂小葉は運動主体感に関わる領域であるため，この領域の働きの低下は運動意図の低下を生み出すことが予想される．固定などの不動の継続により，約4〜5割

第4章　運動主体感・運動意図の生成プロセスと運動イメージ

程度の運動器疾患において，神経障害性疼痛の一つである複合性局所疼痛症候群（Complex Regional Pain Syndrome：CRPS），あるいは通常であれば痛みを起こさない非侵害刺激に対しても痛みを生じてしまうアロディニアの発生頻度が高まることが示されている[13,14]．また，国際疼痛学会（International Association for the Study of Pain：IASP）におけるCRPSの診断基準の中にも，ギプス固定による不活動の有無があげられている[15]．よって，こうした固定期間中にいかにして痛みの慢性化を予防するかが大事になるが，近年，慢性痛に対する振動刺激による運動錯覚の効果が示されている[16]．さらに我々は急性痛からの慢性化を防ぐ意味でも振動刺激による運動錯覚に基づく運動主体感の惹起は効果があることを確認した[17]．これに関しては，**第7章**で詳しく説明したい．

4.3　視覚的運動錯覚の生起とそれに関わる脳機能

自己の身体に合わせるように，すなわち自己の身体像のような映像の手指運動を観察した場合，一次運動野刺激によって運動関連電位（Motor evoked potential：MEP）が出現し，その際，MEPの出現に加えて自分自身が手を動かしているような錯覚が生起されることが確認されている（**図4.3**）[18]．我々

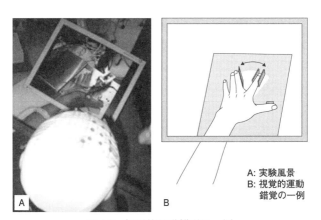

図4.3　視覚的運動錯覚の一例

A: 実験風景
B: 視覚的運動錯覚の一例

（Kaneko F et al：Kinesthetic illusory feeling induced by a finger movement movie effects on corticomotor excitability. Neuroscience 149：976-984, 2007より）

第4章 運動主体感・運動意図の生成プロセスと運動イメージ

は手による物体の把持運動を観察させた場合の脳活動を記録しているが，その際，運動に関わる前頭皮質の活性化を認めるとともに，その活性化は主観的な運動錯覚の程度，すなわち運動主体感スコアと正の相関関係にあることを確認した[19]．また，物体の把持運動のみならず，道具の先端の動きを観察する場合でも運動関連領域の活性化を認め，同じように運動主体感の程度と正の相関関係がみられることを明らかにした（図4.4）[20]．このように視覚的な映像による運動錯覚の惹起も確認されており，これは異種感覚統合に基づく運動感覚の生起であると考えられている．

映像による身体像は実際の運動制御にも影響を与える．Marinoら[21]は，モニター上で拡大した手や縮小した手を見ながら手把握運動を被験者に求めた

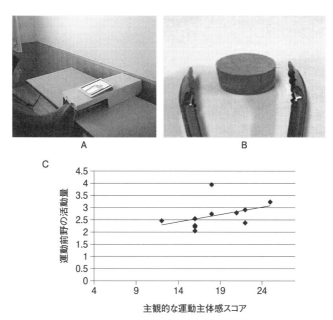

図4.4 道具の先端の動きの観察に基づく運動主体感の生起

A：実験風景
B：道具の先端部の映像
C：運動主体感と運動前野の活動量の関係

(Wakata S et al：Brain activity and the perception of self-agency while viewing a video of tool manipulation: a functional near-infrared spectroscopy study. Neuroreport 25:422-426, 2014 より)

第4章 運動主体感・運動意図の生成プロセスと運動イメージ

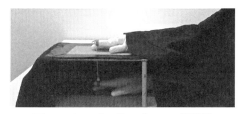

図4.5 ムービングラバーハンド錯覚

(Kalckert A et al：The moving rubber hand illusion revisited: Comparing movements and visuotactile stimulation to induce illusory ownership. Conscious Cogn 26:117-32, 2014 より)

際，プリシェーピング時の母指と示指の開きに影響することを確認した．たとえば，拡大した手を見ながら把握する場合，その開口幅が縮小するだけでなく，その後の閉眼条件での開口幅も縮小したままであったことが確認されている．このように視覚的身体像が運動制御に影響することが確認されている．また，**図4.5**のようにラバーハンド（上）と本物の指（下）をつないで，本物の指の運動に合わせてラバーハンドが動くように設定すると，自動運動条件では身体所有感のみならず運動主体感の惹起も起こることがわかっている[22]．その一方で，他動運動条件や**第3章**で述べた視覚 - 触覚の同期条件では，身体所有感のみが惹起された．このように身体所有感を生起させるラバーハンドであっても，自己の運動意図と実際の視覚・体性感覚フィードバックが一致すれば，そのラバーハンドに運動主体感が起こることが判明した．

4.4 運動主体感とは何者なのか？

先の動くラバーハンド実験の成果から，自動運動の際に起こる運動の意図と実際の視覚・体性感覚フィードバックが一致すれば運動主体感が起こると表現したが，そのメカニズムはどのようなものであろうか．ヒトが自己の意図に基づいて運動を行う際，脊髄運動神経を興奮させるための皮質脊髄路といった遠心性線維を興奮させるだけでなく，その遠心性出力のコピー情報を頭頂葉や小脳に向けて送る．これは遠心性コピー（efference copy）情報と呼ばれ，運動の結果生じるであろう感覚を予測するために運動指令と並行して出される信号のことである（**図4.6**）[23,24]．よって，前向きモデル（forward

第4章　運動主体感・運動意図の生成プロセスと運動イメージ

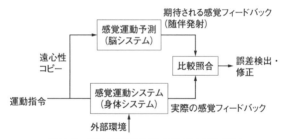

図4.6　身体運動制御システムの模式図

この神経システムに基づき身体運動が制御されている．感覚運動予測を引き起こす遠心性コピー情報と実際の運動に伴う感覚フィードバック情報が比較照合され，予測と結果の誤差が検出・修正されていく手続きによって円滑な運動の制御が起こる．

(Blakemore SJ et al：From the perception of action to the understanding of intention. Nat Rev Neurosci 2：561-567, 2001 より）

model）とも呼ばれている．この感覚予測は実際に行為を行った際に入ってきた求心性の感覚情報と照合される．この実際に入ってくる感覚情報である視覚フィードバックや体性感覚フィードバックの時空間的同期化が身体所有感を起こすことは，前章で述べた通りである．運動主体感はそうではなく，遠心性コピーに伴う前向きモデルの形成に従うとされており[25]，この前向きモデルによって起こる随伴発射（corollary discharge）と実際の感覚フィードバックの統合によって運動主体感が起こると今日ではモデル化されている．運動指令に基づく遠心性コピー情報が頭頂葉に送られ，そうしたプロセスで生み出される随伴発射と頭頂葉に向けて回帰してくる求心性情報の整合性によって運動主体感が起こる．これらが一致しない場合，異常知覚や重さの知覚の変容など，主観的知覚の変化が起こることが先行研究[26-29]より確認されている．

　いずれにしても，今日では，運動意図によって出現する予測である遠心性コピー情報と実際の感覚フィードバック情報が一致することによって運動主体感が生じると考えられている[30]が，その一致が失われると運動主体感の低下や，運動制御に影響が起こることが示唆されている．Simadaら[31]は，映像遅延装置を用いて実際の運動によって起こる視覚フィードバックに時間的遅延を起こさせ，運動意図に基づく予測される感覚と実際のフィードバックの

タイミングをずらすと，自分の運動に対する主体感が低下することを示した．加えて，視覚フィードバックの遅延が延長すればするほど運動主体感の低下が引き起こされ，遅延時間と運動主体感の低下には負の相関があることが示された．また，Weissら[32]は運動と感覚の不一致が皮質脊髄路の興奮性に及ぼす影響について調べている．TMSにより誘発されるMEPを用いて電気生理学的に検証された結果，実際の運動よりも遅延された運動が視覚的にフィードバックされる条件（映像遅延装置使用）では，皮質脊髄路の興奮性が高まらず運動主体感も感じなくなることが示された．

　自動運動に伴う随伴発射は，運動に必要な感覚を促通させ，不必要な感覚を抑制させる．その代表的なものが「自分自身で自分の身体をくすぐるとくすぐったくないが，他人に自分の身体をくすぐられるとくすぐったい」現象である．これは運動意図によって起こる随伴発射が実際の感覚を抑制するといった神経メカニズムである[30]．乳児において，自分の唇を自分自身の手によって触れる場合にはルーティング反射が出現しないにもかかわらず，他人に触れられるとそうした原始反射が出現するのも，このメカニズムによるものと想定されている．ゆえに，身体所有感のみならず運動主体感の生起においてもセルフタッチは有効な手段と言えよう．

　近年，こうした運動主体感は，プロスペクティブな運動主体感とレトロスペクティブな運動主体感の2つにモデル化されている（図4.7A）[33]．レトロスペクティブな運動主体感は先の図4.6で説明したモデルである．一方，プロスペクティブな運動主体感は求心性のフィードバックによるものではなく，運動意図と実際の行為の発現までに出現するものである．それを明らかにしたのが，サブリミナル刺激を用いた研究[34]であるが，図4.7Bのように17msで表示される矢印の向きと，250msで起こる矢印の向きが一致している時の方が一致していない時よりもボタン押しの反応時間，正答率ともに良い成績であることが判明した．ここまでの知見は，それまでにも報告されているような顕在的な意識にはのぼらないが，潜在的な意識によっても運動が影響される内容と同じであるが，運動反応の後，実際に意のままにコントロールできたかといった意識を主観的に問うと，一致条件の方の運動主体感が高いことがわかった．その際の脳活動が記録されているが，サブリミナル刺激にお

第4章　運動主体感・運動意図の生成プロセスと運動イメージ

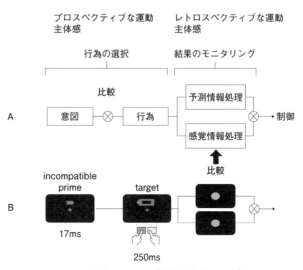

図4.7　行為における運動主体感のモデル

(Chambon V et al：From action intentions to action effects: how does the sense of agency come about? Front Hum Neurosci 8:320, 2014 より)

ける矢印の向きと，その後の運動を発現させるべき視覚刺激の矢印の向きが一致している条件では，背外側前頭前野の活動が有意に大きかった．これはどちらのキーを押すべきかといった行為の選択に関わっている．すなわちワーキングメモリ機能である．一方で，サブリミナル刺激と不一致の条件の場合は，背外側前頭前野の活動が低く，角回の活動が高くなることから，この場所は意図と行為がスムーズに行われているかを潜在的に処理していると考えられた．加えて，単発経頭蓋磁気刺激法（single pulse TMS）によって一時的に角回を含む下頭頂小葉の機能を低下させた時にのみ，主観的な運動主体感が低下することが明らかになった．この結果から，下頭頂小葉の「行動の流暢性をモニタリングする機能」が，自己の行動をコントロールできているという主観的な運動主体感に関わることが明らかになった．こうした機能は明示的な意識にはのぼらないものの，自己の身体の操作性や物体の操作性に環境が関わっていることを示している．

　現在のところ，運動主体感の経験に必要な要素は，感覚運動レベルのみならず意識下の情動レベルにも影響を受け[35]，運動主体感の経験は，知覚的あ

第4章 運動主体感・運動意図の生成プロセスと運動イメージ

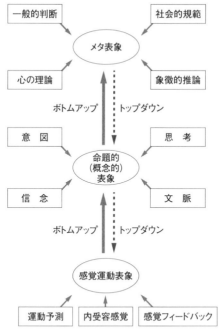

図4.8 運動主体感の階層性

(Synofzik M et al：I move therefore I am a new theoretical framework to investigate agency and ownership. Conscious Cogn17:411-442, 2008)

るいは認知的側面のみならず情動的側面で構成されていると考えられており，運動主体感の生起や判断によって運動制御が影響されることが示唆されている[36]．さらには，身体所有感と同様に3つの階層性が示されており（図4.8），先の運動錯覚のパートでも示したように文脈の影響を受けたり（命題的表象），言語や他者との関係（メタ表象）によっても影響される[37]．

4.5 運動イメージとは

先に示した運動錯覚のようになんらかの感覚入力が入ることで，脳内に運動知覚が生じるボトムアップ情報に基づく意識ではなく，運動イメージとは求心性フィードバックがなくとも心の中でさまざまな事象を想像することであり，オンラインな感覚刺激に依存しないオフラインな体験の表象のことを示す．感覚刺激と同様に，視覚，聴覚，触覚，嗅覚，運動感覚などの各種モ

第4章 運動主体感・運動意図の生成プロセスと運動イメージ

ダリティ別の表象が存在している．Farah[38]は，イメージとは記憶の再生のことを示し，ワーキングメモリ機能を利用した認知過程を活性化させることでイメージが生まれると言及した．よって，運動イメージとは「ワーキングメモリ（認知過程）によって再生される身体運動を伴わない心的な運動の表象である」と定義づけることができる[39]．一方で，JeannerodとDecetyら[40,41]は「運動イメージと運動準備は異なる脳内過程ではなく，運動に関する脳内処理過程における程度の相違に過ぎない」と述べたうえで，運動イメージとは「運動を実際に発現する前に随意的かつ内的に運動をシミュレートする過程」を指し，「運動の準備をしながらも実際の運動を行わない内的過程」と定義している．いずれにしても，運動イメージとは運動の準備と実行と同様の脳活動を引き起こす意識的な活動のことである．

運動イメージは，あたかも自己が運動を行っているような筋感覚的イメージ（kinesthetic motor imagery）と他者が運動を行っているのを見ているような視覚的運動イメージ（visual motor imagery）に分けられ，前者を一人称的イメージ，後者を三人称的イメージと呼ぶ．たとえば，図4.9のように自己から見た像のようにイメージする方法を一人称的イメージとし，他者から見た像のようにイメージする方法を三人称的イメージと呼ぶことがある[42]．一人称的イメージを想起した方が運動関連領域の活性化につながる多くの知見

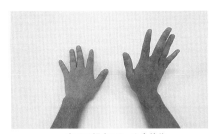 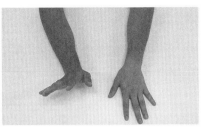

a 自己の視点にたった身体像　　　　b 他者の視点にたった身体像

図4.9　一人称的イメージと三人称的イメージ
a：自己の視点から観察する身体像であり，右手関節を背屈する運動イメージを一人称的に想起させることができる．
b：他者の視点から観察する身体像であり，右手関節を背屈する運動イメージを三人称的に想起させることができる．

がある一方，両者を厳密に区別することができないといった指摘もある．

　一方，運動イメージに関連する神経システムとしては「運動パラメータのシミュレート」に関与するシステムと「運動感覚のシミュレート」に関与するシステムの2つが提示されている[43]．前者は運動実行に必要な「どの筋を選択し，どの方向に運動を行うのか」などの要素を含んだ運動実行までのプランの生成段階である．これには大脳皮質だけでなく，大脳基底核や小脳の機能も関与している[44-48]．これに対して，後者は運動準備における「期待される運動感覚」に基づいて運動プログラムが作成される段階と考えられており，いわゆる感覚−記憶−認知（頭頂葉，側頭葉，前頭葉など）に関連する領域を含んだ運動関連領域の神経ネットワークがこの手続きに関与していると考えられている．すなわちリハビリテーションの臨床では，前者は運動方向や働かせるべき筋活動のイメージを対象者に求め，後者は運動に伴った運動感覚や対象物と接触した際に起こる知覚のイメージを対象者に求めるよう方向づけをしながら実践していく必要があろう．

4.6　運動イメージの神経基盤

　数多くの脳イメージング研究手法によって，運動イメージ中の脳活動が明らかになった．その先駆け的なものとして，Ingvarら[49]は，ゆっくりしたリズムでの手の開閉のイメージによって，運動前野と前頭葉に有意な血流増加を認めることを明らかにした．その後，Rolandら[50]は母指と他の4指との系列的な対立運動における実行とイメージの神経基盤を調べた（図4.10）．指の屈伸といった単純な運動の場合では，aのように一次運動野と一次体性感覚野に活動が認められた．一方，系列的な指の対立運動では，bのようにそれらに加えて補足運動野，前頭前野に活動が認められた．また，その対立運動をイメージ想起しただけで，cのように補足運動野の活動が認められることがわかった．この研究を境に運動イメージに関連した研究は飛躍的に発展することになる．Stephanら[51]は，ジョイスティックを用いた手指運動を用いて，運動イメージと実際の運動，そして運動の準備過程における脳活動を調べた結果，運動イメージ時では補足運動野，運動前野，そして頭頂葉が両側性に活動することを報告した．その後，手指対立運動の実行時とイメージ時

の一次運動野の活動も調べられた．その結果，運動実行よりも一次運動野の活動は小さいが，運動イメージの想起のみでも活性化が確認された[52,53]．また，応用的な行為であるピアノを弾く行為を実際にさせる場合と，それを5

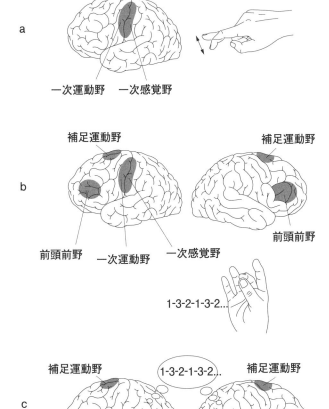

図4.10　系列運動のイメージ想起中の脳活動
a：単純な右示指の屈曲運動とその脳活動領域
b：右指の系列運動とその脳活動領域（運動シークエンス）
c：系列運動想起中の脳活動領域

(Roland PE et al：Supplementary motor area and other cortical areas in organization of voluntary movements in man. J Neurophysiol 43：118-136, 1980 より)

第4章 運動主体感・運動意図の生成プロセスと運動イメージ

本の指を使ってイメージ想起させる場合において，実際にピアノを弾いた場合と同程度の一次運動野の活性化をイメージ想起によって起こすことが明らかにされた[54]．古くから，健常者の運動イメージ中の機能的脳イメージング研究は多く実施され，2001年の段階で**表4.1**のように整理され，この頃からリハビリテーション医療へ運動イメージ治療が導入され始めた[55]．加えて，一次運動野や皮質脊髄路の興奮性を示した研究も数多く実施されている[56]．

現在のところ，運動イメージに関連する神経基盤研究に基づけば，運動計画やシミュレーションに関わる運動前野や補足運動野の活性化は強くみられ，その活動はおおよそコンセンサスが得られているが，一次運動野や皮質脊髄路の興奮性を示したものは賛否が分かれる．Geradinら[57]は，運動イメージと比較した運動実行時では活動中心が中心溝周辺部に集中（BA4, 6, 1, 2, 3, 40, 43）しているのに対して，運動実行と比較した運動イメージ時には活動が運動実行時の活動部分の周辺へ移動（BA6, 44, 9, 頭頂エリア7, 40）すること，さらには大脳基底核領域では，運動イメージと比較した運動実行時では被殻，視床に活動を認め，運動実行と比較した運動イメージ時では被殻に加えて尾状核に活動を認めることを明らかにした．前者の大脳皮質の活動に関しては，やはり運動実行に比較してイメージ時には運動計画・シミュレーションに関与する脳領域を活性化させ，大脳基底核の活動に関しては尾状核といった運動学習初期に働く脳領域を活性化させることがわかった．このように，運動イメージ時には一次運動野の活性化が不十分であることが指摘されている．その一方で，運動イメージの良好群と不良群に分けて脳活動を比較した結果，補足運動野の活動は不良群でも起こるのに対して，一次運動野の活動においては不良群でほとんど活動していないことがわかった[58]．このように，運動イメージ時の一次運動野の活性化は被験者によって異なり，運動イメージの鮮明度にその活動は影響されることが示された．これに対して，有意な活性化があった報告も存在する[59-62]．なかでも，Sharmaら[62]は，一次運動野吻側部（4a野）と尾側部（4p野）の両方において運動イメージに活動がみられることを示したうえで，健常者では運動実行に比べ運動イメージ時においてそれら領域の活性化が低いのに対して，脳卒中患者では運動イメージ時においても一次運動野吻側部と背側運動前野の活性化は低

第4章 運動主体感・運動意図の生成プロセスと運動イメージ

下せず，また運動イメージ時の一次運動野尾側部の活動の程度が上肢運動機能回復と正の相関関係を示すことを報告した[63,64]．また，Ehrssonら[65]は，ブ

表4.1 健常者の上肢運動遂行と運動イメージの脳マッピング研究

方法と研究者	課題	運動関連領域										
		pF	pM	SMA	Cg	SM	M1	S1	Ps	Pi	Ce	BG
SPECT												
Ingvar and Philipson	把握運動	I					E		E	◎		
Roland et al	母指と他指の対立	E	E	◎			E	E	E			
Gelmers	母指と他指の対立	I		◎			E			◎		
Decety et al	書字運動	◎	◎	◎			E				◎	
PET												
Stephan et al	ジョイスティック運動	◎	◎	◎			E			◎	◎	E
Jueptner et al	ジョイスティック運動										◎	
Seitz et al	書字運動		E	E	I		E	E		◎	E	
Deiber et al	指の組み合わせ運動	I	E	◎	◎					◎	E	
	自由な指運動	I	◎	◎	◎		E			◎	E	
fMRI												
Rao et al	指運動		◎	◎			E	E				
Sanes	四角形描画運動		◎	◎	◎		E	E		◎		
Tyszka et al	母指と他指の対立		◎									
Leonardo et al	母指と他指の対立		◎									
Sabbah et al	指運動			E	◎		◎					
Roth et al	母指と他指の対立		◎		◎		E					
Porro et al	母指と他指の対立	E					◎	E				
Luft et al	母指と他指の対立		◎				◎				◎	E
Lotze et al	把握運動		◎		◎		◎	E		◎		
EEG												
Naito and Matsumura	指運動				◎							
Beisteiner et al	ジョイスティック運動				◎							
Cunnington et al	タッピング運動				◎							
Green et al	指運動	I	I				E					
MEG												
Lang et al	指運動						◎					
Scnitzler et al	指運動						◎					

略語：pF 前頭前野；pM 運動前野；SMA 補足運動野；Cg 帯状皮質；SM 感覚運動野；M1 一次運動野；S1 一次体性感覚野；Ps 上頭頂野；Pi 下頭頂野；Ce 小脳；BG 大脳基底核；SPECT 単一光子放出型コンピュータ断層撮影法；PET 陽電子放射断層撮影法；fMRI 機能的磁気共鳴画像法；EEG 脳波；MEG 脳磁図；I 運動イメージのみで活動；◎ 運動遂行および運動イメージの両方で活動；E 運動遂行のみで活動

（Jackson PL et al：Potential role of mental practice using motor imagery in neurologic rehabilitation. Arch Phys Med Rehabil 82:1133-1141, 2001 より）

第4章　運動主体感・運動意図の生成プロセスと運動イメージ

ロードマン6野，4a野，4p野において，運動実行同様に運動イメージ時において体部位再現に基づいた活動が起こることを明らかにした．

これらの研究を整理すると，一次運動野の活性化は運動実行時に比べて減少するものの，おおよそ運動イメージを想起することができれば活性化が起こると言えよう．しかしながら，最近の神経ネットワークを調べた研究では，補足運動野，背側運動前野，頭頂葉から一次運動野への接続性が運動実行においては弱い正の接続であったのが，運動イメージでは強い負の接続性を示すことが報告されている[66]．この結果に関しては，運動イメージ時においては実際の運動を行わないようにする抑制効果を反映したものと考えられている．このように運動イメージ時の一次運動野の活性化について異なる見解があるのは，一次運動野が運動指令の最終出力領域であり，明白な運動を回避するためにいくつかのレベルで抑制されなければならないのに対して，実際に一次運動野が興奮しているのは，完全に運動が抑制され得ないことによるものと考えられている[67]．

4.7 運動イメージに影響する因子

運動イメージは，実際にイメージする際の身体姿勢に影響されることがわかっている．Siriguら[68]は，手のメンタルローテーション課題を用い，手の姿勢の影響を調査した．結果として，手が膝の上にある場合と手が後方の背中に位置している場合では，前者において反応時間が短縮することから，運動イメージはその時の身体の姿勢に影響を受けることが考えられた．なお，メンタルローテーション課題とは図4.11のように画面上に映し出される手が右手であるか左手であるかを識別する課題であり，実際に運動イメージ時と等価的な脳活動を示すことなどから，潜在的な運動シミュレーションを行う課題として考えられている．deLangeら[69]は，両手の姿勢を変化させたうえで，メンタルローテーション課題時の反応時間と脳活動を調べた．その結果，反応時間は現在の自己の手の姿勢に合っている画像の手であれば速くなる．これに対して，現在の自己の手の姿勢と異なる角度の画像の手であれば反応時間が遅くなることがわかった．そして反応時間が遅くなるにつれて運動イメージに関わる運動前野と頭頂葉の活性化が高まることがわかった．す

第4章　運動主体感・運動意図の生成プロセスと運動イメージ

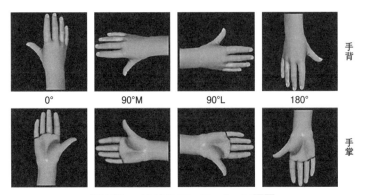

図4.11　メンタルローテーション課題
画面上に1枚の手の画像が出現した際，できるだけ速くに右手か左手かを識別する課題．0°では反応が速く，180°では反応が遅くなる．

(Sirigu A et al：Motor and Visual Imagery as Two Complementary but Neurally Dissociable Mental Processes. J Cogn Neurosci 13：910-919, 2001 より)

なわち，運動イメージの生体力学的な複雑さの増加（難易度上昇）に伴ってその活性化が増加することが明らかになったわけである．

運動イメージ能力は加齢の影響も受ける．手のメンタルローテーション課題によって，高齢者では利き手よりも非利き手の運動イメージ能力が劣る[70]こと，そして三人称イメージの想起能力では年齢差がないのに対して，一人称イメージでは高齢者において劣ることが明らかにされている[71]．

現在のところ，運動イメージはリラクセーションによる自己身体への注意（身体），慣れた環境や視覚的注意（環境），課題の性質（課題），運動実行とイメージの一致性（タイミング），学習段階（学習），自律神経や外部環境（情動），そして目標志向的課題の有無（志向性）に影響を受けることが指摘されており（**図4.12**）[72]，内外の環境をうまくコントロールしていくことがリハビリテーションの臨床においては重要である．

4.8　運動観察の神経基盤および臨床介入

先ほど映像を用いた手段によって自己の運動を錯覚させる方法を示したが，そうではなく他者の運動を観察し，あたかも自己が運動をしているように想起させる臨床手続きも考案されている．この手段を運動観察療法（ac-

第4章 運動主体感・運動意図の生成プロセスと運動イメージ

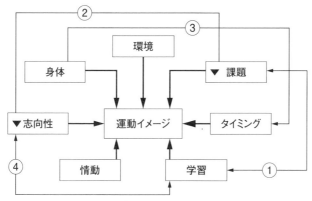

図4.12 運動イメージに影響する要因

・身体：リラクセーションによる自己身体への注意
・環境：慣れた環境，視覚的注意
・課題：課題の性質（脳活動が異なる）
・タイミング：運動実行とイメージの一致性（時間的要素）
・学習：学習段階（スキル要求）
・情動：自律神経，外部環境
・志向性：視覚的イメージの使用（道具課題）

(Holmes PS et al：Diagrammatic representation of the PETTLEP model. L App Sport Psychol, 2001 より)

tion observation therapy）と呼び，慢性期の脳卒中後に上肢運動機能障害を呈した症例の機能回復に効果を示すことが報告されている[73]．この手段は他者の運動をあたかも自己が行ったように知覚するミラーニューロンシステムの賦活が活用されている．サルが特定の到着点に向けて手の動きを実行する時と，他人が同じ動きを実行しているのを見る時で同じ腹側運動前野が発火する事象が発見され，これを「ミラーニューロン」とRizzolattiらは名づけた（図4.13）[74-76]．先に示したErteltらによるものが先駆け的な臨床研究である[73]．これは運動観察療法を実施した慢性期脳卒中患者群では，介入前後で腹側運動前野や縁上回などミラーニューロン・システムの有意な活動増加を認めるとともに，活性化を認めた者では上肢運動機能に有意な改善を認めることが明らかになった．よって，他者の運動観察によってミラーニューロン・システムの賦活が起こり，その手続きが運動機能の改善に結びつくことが明らかにされた．この際，上肢運動においては目標指向性運動の観察時に

第4章 運動主体感・運動意図の生成プロセスと運動イメージ

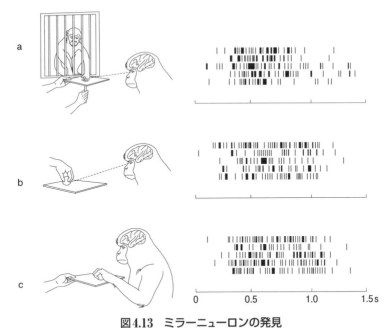

図4.13 ミラーニューロンの発見
a：他のサルの握り動作を見ている時のサルの運動前野腹側部（F5）の神経活動．
b：ヒトの握り動作を見ている時のサルの運動前野腹側部（F5）の神経活動．
c：サル自身が握り動作をしている時の運動前野腹側部（F5）の神経活動．
a，bと同じ活動様式である．
(Rizzolatti G et al：The mirror-neuron system. Annu Rev Neurosci 27：169-192, 2004 より)

特にMEPが高まることが示されている[77]．また，図4.14のように上肢の到達把握運動において，Cの条件のように直接対象物と接触し，目的をもった意味ある行為に感覚運動野の反応が高まることが示された[78]．

最近になって，バランス課題・練習において，運動観察と運動イメージの組み合わせ，運動イメージのみ，運動観察のみといった3条件で比較研究されている．その際，他者のダイナミックなバランスコントロール（不安定な床面で姿勢制御）を観察しながら運動イメージを行う場合において，MEPが有意に高くなることが明らかになった[79]．すなわち皮質脊髄路の興奮性を示した．また，バランスコントロールに重要とされる脳領域の有意な活性化を導くことも報告されている[80]．我々の実験[81]でも運動イメージ期，運動観察

第4章　運動主体感・運動意図の生成プロセスと運動イメージ

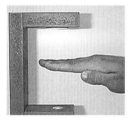
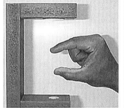
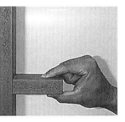

図4.14　脳波実験で使用した観察画像

左：flat-hand（平手）条件．
中央：グリップ真似条件．
右：グリップ条件．
グリップが画像と同じように実行条件も実施．その結果，グリップ条件を観察した際，脳波Muリズムの減衰がより起こった．Muリズムの減衰は感覚運動野の活性化を示している．

(Muthukumaraswamy SD et al：Mu rhythm modulation during observation of an object-directed grasp. Brain Res Cogn Brain Res 19：195-201, 2004 より）

期，そして運動準備期には感覚運動野における等価的な活動を認めており，このように神経科学的に運動イメージと運動観察は大幅に重複する活動領域をもち，互いに促進し合う関係にあると考えられ，臨床においては運動イメージや運動観察を単独で使用するのではなく，組み合わせて使用することが推奨され始めている[82]．

　一方，新たな複雑な運動学習の初期段階において，その運動学習の戦略として運動観察は運動イメージよりも優れていることが行動データ[83]および脳波データ[84]から示されている．運動イメージは先に示したように環境や個人の想起能力に影響を受けるとともに，精神的な努力を要するのに対して，運動観察は同じ神経ネットワークを標的にしながらも，運動イメージと比較して簡単であり，より容易に適用することが可能である[85]．よって，運動学習初期における臨床介入手段として運動観察は有効なツールとなるのかもしれない．

　こうした運動観察において，我々は自己の歩行運動を観察する際には右半球の前頭-頭頂ネットワークが，他者の歩行運動を観察する際には左半球の頭頂葉が活性化するといった左右半球の運動観察時の側性化機能を明らかにした[86]．こうした中，我々は自己運動観察に基づく運動イメージの想起は立

位姿勢バランスの安定化[87]や脳卒中片麻痺患者の歩行能力の向上に効果を示す[88]ことも介入研究によって明らかにした．この臨床手続きには，一度自己の運動を行い，その後，視覚的に自己の運動を観察・再認し，イメージ想起しながら誤差修正するといった運動学習プロセスが含まれている．

4.9 運動イメージに関する臨床研究

Decetyら[89]は，ヒトを対象に心的時間（mental chronometry）を測定したところ，実際の運動遂行時間と運動イメージの想起の時間との間に一致性が認められることを明らかにした．その結果から，10 m先の目標まで実際に歩く場合と歩くイメージをする場合の所要時間は1秒前後の誤差であり，ほぼ同じ時間であることが判明した．また，課題の複雑性に応じてその遂行時間やイメージ時間が延長ことが明らかにされた[90]．その後，彼らは脳卒中患者でも心的時間の測定を試みている[91]．その結果，麻痺肢と非麻痺肢間の課題遂行時間の差が運動遂行時のみでなく，運動イメージ時においても認められることを明らかにした．同じ課題を用いてSiriguら[92]は，頭頂葉病変の失行症患者では，特に運動実行と運動イメージの時間的一致性が認められないことを報告した．また，Malouinら[93]は，脳卒中患者25名を対象に上肢のピンティング課題，下肢のステップ課題の両者で運動遂行時間に対する運動イメージ時間の一致性について検討した．その結果，非麻痺肢において運動遂行より運動イメージが延長し，時間の不一致性が非麻痺側で大きいことが判明した．この結果に対して彼女は，麻痺側でも不一致性が観察されたことにより，脳卒中患者のワーキングメモリに障害があるのではないかと推察されている．この際，彼女らはリハビリテーションが必要な者を対象とした簡便なイメージ評価としてThe Kinesthetic and Visual Imagery Questionnaire（KVIQ）を開発した．**表4.2**にその評価基準を示している．しかしながら，KVIQにおけるイメージを想起させる項目は単関節運動が主であり，単純な運動イメージを想起させることに留まっているのが問題である．一方，Greggら[94]は，Movement Imagery Questionnaire-Revised second version（MIQ-RS）を開発した．この評価法は，先行して開発されたMIQ-Rで評価する課題であったジャンプするイメージの課題を除外し，リハビリテーション

表4.2 The Kinesthetic and Visual Imagery Questionnaire：KVIQの評価基準

観察イメージ（Vイメージ）	体験イメージ（Kイメージ）
1. 見るのは，イメージできない	1. 感じるのは，イメージできない
2. 見るのは，ぼやけたイメージ	2. 感じるのは，弱いイメージ
3. どちらでもない	3. どちらでもない
4. 見るのは，鮮やかなイメージ	4. 感じるのは，強いイメージ
5. 見るのは，見ているような，鮮やかなイメージ	5. 感じるのは，運動するのと同じくらい強いイメージ

Vイメージ：視覚イメージ
Kイメージ：運動感覚イメージ

(Malouin F et al：Working memory and mental practice outcomes after stroke. Arch Phys Med Rehabil85：177-183, 2004 より)

で行うことが多い「お辞儀をすること」「ドアを押すこと」「ドアの把手を引くこと」「グラスを掴むこと」の4つの項目を追加した．

　このような定性的な運動イメージの評価ではなく，定量的な評価として両手協調運動課題（Bimanual circle-line coordination task：BCT）が開発されている．前章の図3.22がこれに相当するが，患肢に運動イメージ能力が存在しているかどうかを，健肢の運動への干渉作用によって明確にするものである．Franzら[95]は，幻肢で円を描くことと同時に健側で直線を描いてその空間的な干渉効果を観察した．その結果，幻肢を随意的に動かすことのできる者は健側で描く直線が楕円形になった．すなわち，空間的干渉作用が生じた．一方，幻肢を随意的に動かすことができない者は健側で描く直線への干渉効果は認められなかった．我々も健康な手と幻肢を同時に動かすBCTを用いて，幻肢の運動を計測し幻肢の運動と幻肢痛との関係を調べた（図4.15）[96]．その結果，幻肢の運動が行えるほど，すなわち運動イメージが残存している者ほど幻肢痛が弱く，幻肢を運動できない，すなわち運動イメージが残存していない者ほど幻肢痛が強いことを明らかにした．すなわち幻肢の運動イメージが幻肢痛に関連していることを明らかにした．このようにBCTにおける楕円化の程度を示すことで，上肢の運動イメージ能力を定量的に表すことができる．

　これまでの運動イメージに関する臨床研究は古くからその効果が検証され

第4章 運動主体感・運動意図の生成プロセスと運動イメージ

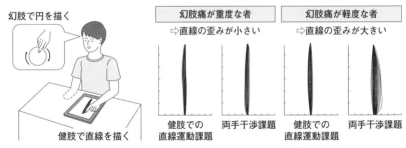

図4.15 幻肢の運動イメージと痛みの関係
幻肢で円を描こうとしながら健肢で描く直線の横軸への歪みを幻肢の運動イメージの定量的指標として扱う．
(Osumi M et al：Structured movement representations of a phantom limb associated with phantom limb pain. Neurosci Lett 605：7-11, 2015 より）

ている．Fanslerら[97]は70歳以上の高齢女性36名に対して，運動イメージ課題を実施した結果，片脚立位バランスの改善を認めている．また，新しい運動スキル獲得を求めた運動イメージ課題の効果において，スキルの正確性と上肢の筋電図で評価した結果，スキルの正確性の向上と上腕二頭筋と上腕三頭筋間の運動タイミングが改善することも確認された[98]．

脳卒中患者の機能回復効果に対する運動イメージ課題も古くから実践されている．Crosbieら[99]は，脳卒中後の上肢運動麻痺に対する運動イメージ課題を導入した結果，10名中9名において機能改善を認めたことを報告している．またStevensら[100]は，慢性期脳卒中患者に対して運動イメージ課題を導入した結果，麻痺側上肢のパフォーマンス改善として，運動課題遂行時間の減少を認めることを報告した．一方，下肢機能に焦点を当てたものとしては，脳卒中患者12名に対して，運動イメージ課題を導入した結果，荷重量の改善が認められることが報告されている[101]．現在のところ，脳卒中後の上肢運動障害に対する治療エビデンスに関しては，課題指向的トレーニングの際，上肢の使用を行うCI療法に代表される治療とともに運動イメージ介入は比較的良好な結果を得ている[102]．一方で，イメージトレーニングは単体で行うよりも別の療法と組み合わせた時に効果的であるとしたうえで，未だ研究数が十分でないため，どのようなイメージトレーニングをどの程度実施すればよいのか，そして，その効果はどの程度持続するのかはまだ明確でない指

第4章 運動主体感・運動意図の生成プロセスと運動イメージ

摘がある[103].

Sharmaら[104]は,脳卒中後の運動機能回復に効果を示す介入に関して3つの概念に区別した.すなわち,①運動先行型の活動,②運動実行による皮質脊髄路の発火,③感覚フィードバックの3つである.①は運動イメージや運動観察,②はCI療法や課題指向型練習,③は体性感覚フィードバック知覚課題といった手段を用いた運動機能回復に対する臨床アプローチである.このうち運動イメージや運動観察は皮質間ネットワークの再組織化に期待されており,よりスキルが要求される運動課題に効果を示すのではないかと考えられている.

最近になって,パーキンソン病の臨床研究もよくみられ始めている.Thoboisら[105]は,パーキンソン病患者において,運動イメージ時の罹患半球の前頭前野,運動前野,感覚運動野,頭頂葉,小脳,帯状皮質の活性化が減少し,なかでも同側の補足運動野の活動がみられないことを報告した.また,Helmichらによって興味深い結果が示されている[106].その研究では,パーキンソン病患者の手のメンタルローテーション課題時において,障害の強い手に対する反応時間の遅延(右手)とともに,右EBAの活動増加を認めた.この結果によって,パーキンソン病患者では運動イメージ想起時に代償的な視覚情報処理を増加させる特徴があることが示された.すなわち,自己の身体としての知覚が低下していることから,視覚に依存した代償的戦略をとるというわけである.現に,持続的シータバースト刺激研究によって,パーキンソン病患者では一時的に右EBAの機能不全を起こすことでメンタルローテーション課題における反応時間が有意に遅延することが明らかになった(健常者では影響なし).一方,健常者では背側運動前野の機能不全によってメンタルローテーション課題における反応時間が有意に遅延(PD患者では影響なし)することがわかった[107].すなわち,パーキンソン病患者においては,運動イメージ想起においてEBAによる視覚情報処理にて代償していることが判明した.臨床介入研究においてはすくみ足の改善に対して,運動観察療法が効果を示すことが報告されている[108].この研究では,歩行開始時やターン時のすくみ足が減少することが運動観察療法後に確認されているが,間口のすり抜け時のすくみ足には効果がみられなかったことが確認され

第4章　運動主体感・運動意図の生成プロセスと運動イメージ

ている．間口のすり抜けにはオプティカルフローが大きく関連しており，実際のオンラインでの視覚による知覚情報が必要であることが示唆されている．

運動イメージ生成のためのいくつかの戦略的工夫もさまざまな方法によって開発されている．その代表的なものがミラーセラピーである．ミラーセラピーは運動イメージの生成を援助する方法として考案された．Ramachandranら[109]は，非麻痺肢の鏡映像を麻痺肢のある位置に重ねて見せることで，麻痺肢があたかも動いているような錯覚を惹起させた（図4.16）．そして，それが幻肢痛の改善のための治療に応用された．その後Altschulerら[110]は慢性期脳卒中患者でクロスオーバー研究を実施し，機能回復に対してミラーセラピーの有効性を報告した．また，脳卒中後6か月の患者への手の機能回復効果も報告された[111]最近の脳卒中後の運動機能障害に対する介入としては，脳卒中患者20名に対して3週間（5日/週：6時間/日の理学療法，作業療法，言語聴覚療法）の集学的リハビリテーションプログラムにミラーセラピーを1時間加えて実施することで，Fugl-Meyer Assessment, Brunnstrom stages, Modified Ashworth scale, Box and Block Testなど，上肢の運動機能を示すいくつかのパラメータに対してミラーセラピーを追加しない群に対して有意な効果を示すことが報告されている[112]．また，視床・頭頂葉病変を有する半側空間無視患者に対して4週間5日間1〜2時間のミラーセラピーの実践を行うことで，1か月後から半側空間無視症状が非実施群に対して有意に減少することが報告されている[113]．2009年の段階のシステマティックレ

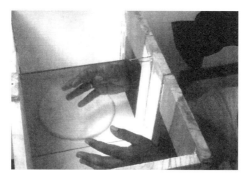

図4.16　ミラーセラピーの一例

(Ramachandran VS et al：Touching the phantom limb. Nature 377：489-490, 1995より)

ビューでは，脳卒中患者や幻肢痛だけでなく，運動器疾患後の難治性疼痛に対するミラーセラピー治療効果も数多く示されている[114].

　運動器疾患であってもギプス固定が続くと患部の運動イメージの鮮明度が低下することが報告されている[115]ように，脳損傷者でなくてもイメージ能力の低下は不使用によって起こる．現在のところ，運動イメージ課題は脳卒中後の運動機能障害だけでなく，運動器疾患，とりわけ疼痛患者に対して臨床適応され，その効果が多くの研究によって示されている．Moseley[116]は慢性痛患者に対する段階的運動イメージ課題（①手のメンタルローテーション課題→②手の運動イメージ想起課題→③ミラーセラピーに基づく運動錯覚）といった①から③へと段階的に運動イメージを行う段階的介入を開発し，その効果をいち早く検証した．①から③へと移行させていくのは，徐々に意識を顕在化させていくという意味である．この研究に端を発し，これまで疼痛患者に対するイメージ介入に関連した臨床研究が数多くされてきた．我々も疼痛患者を対象に視覚的運動錯覚[117-119]，振動刺激による運動錯覚[17]ならびに運動観察療法[120]の導入によって主観的疼痛強度が軽減することや異常知覚が減少することを報告してきた．この具体的な手続きに関しては**第7章**で詳しく説明したい．

　Giraux ら[121]は，腕神経叢引き抜き損傷後の幻肢様疼痛患者に対して，バーチャル運動装置を用いた8週間の治療の効果判定をfMRIで行った．その結果，一次運動野の活性化領域の拡大を認めた．近年，バーチャルリアリティーの臨床応用が行われている．Simmonsらは[122]，12名の慢性脳卒中患者に対してcomputer-based, motor and cognitive rehabilitation program called PreMotor Exercise Games (PEGs) といったバーチャルリアリティー介入を行った．その結果，介入前後の比較において，肩・肘・手関節の可動域・筋力が有意に改善を認めた．また，Pichiorriら[123]は，亜急性期脳卒中患者に対して通常のリハビリテーションにBrain Computer Interface (BCI, もしくはBrain Machine Interface：BMI) に基づく運動イメージ練習を加えて介入した．その結果，BCIを加えたグループにて運動機能回復が促進することが確認された．その際，脳波によっても分析されているが，BCIトレーニング後において，脳波の感覚運動パワースペクトルは変化することが確認され

第4章 運動主体感・運動意図の生成プロセスと運動イメージ

た（αおよびβ帯域で強い脱同期化）．なかでも介入された群においては，麻痺手の運動イメージに応じて同側半球の大きな活動およびコネクティビティ（機能的神経ネットワーク）の改善が起き，運動機能の改善は安静時の同側大脳半球間のコネクティビティと関連して変化（すなわち介入後増加）することがわかった．これらの成果から，運動イメージの練習を補助するBCI技術の導入は，重度の運動障害のある亜急性期脳卒中患者を対象に，有意に良好な運動機能改善のためのツールとなることが示唆された．いずれにしても，BCIを含んだバーチャルリアリティートレーニングは，対象者の情動を変化させる没入感を引き出す効果[124]もあり，先に示した情動的作用も含んだ運動主体感を惹起させることができる新しい臨床介入手段として注目されている．

引用文献

1) Louzolo A et al：When Passive feels active-delusion-proneness alters self-recognition in the moving rubber hand illusion. PLoS One 10：e0128549, 2015.
2) Desmurget M et al：Movement intention after parietal cortex stimulation in humans. Science 324：811-813, 2009.
3) Ritterband-Rosenbaum A et al：10 Hz rTMS over right parietal cortex alters sense of agency during self-controlled movements. Front Hum Neurosci 8：471, 2014.
4) Naito E：Sensing limb movements in the motor cortex: how humans sense limb movement. Neuroscientist 10：73-82, 2004.
5) Naito E et al：Human limb-specific and non-limb-specific brain representations during kinesthetic illusory movements of the upper and lower extremities. Eur J Neurosci 25：3476-3487, 2007.
6) Imai R et al：Brain activity associated with the illusion of motion evoked by different vibration stimulation devices: An fNIRS Study. J Phys Ther Sci 26(7)：1115-1119, 2014.
7) Keinrath C et al：Post-movement beta synchronization after kinesthetic illusion, active and passive movements. Int J Psychophysiol 62：321-327, 2006.
8) Naito E et al：Somatic sensation of hand-object interactive movement is associated with activity in the left inferior parietal cortex. J Neurosci 26：3783-3790, 2006.
9) Lackner JR：Some proprioceptive influences on the perceptual represen-

tation of body shape and orientation. Brain 111: 281-297, 1988.
10) de Vignemont F et al：Bodily illusions modulate tactile perception. Curr Biol 15:1286-1290, 2005.
11) Naito E et al：I feel my hand moving: a new role of the primary motor cortex in somatic perception of limb movement. Neuron 36:979-988, 2002.
12) Roll R et al：Illusory movements prevent cortical disruption caused by immobilization. Neuroimage 62:510-519, 2012.
13) Schwartzman RJ et al：The movement disorder of reflex sympathetic dystrophy. Neurology 40:57-61, 1990.
14) Allen G et al：Epidemiology of complex regional pain syndrome: a retrospective chart review of 134 patients. Pain 80:539-544, 1999.
15) Classification of chronic pain. Descriptions of chronic pain syndromes and definitions of pain terms. Prepared by the International Association for the Study of Pain, Subcommittee on Taxonomy. Pain Suppl 3:S1-226, 1986.
16) Gay A et al：Proprioceptive feedback enhancement induced by vibratory stimulation in complex regional pain syndrome type I: an open comparative pilot study in 11 patients. Joint Bone Spine 74:461-6, 2007.
17) Imai R et al：Influence of illusory kinesthesia by vibratory tendon stimulation on acute pain after surgery: a randomized controlled pilot study. Clin Rehabil 30:594-603, 2016.
18) Kaneko F et al：Kinesthetic illusory feeling induced by a finger movement movie effects on corticomotor excitability. Neuroscience 149:976-984, 2007.
19) Wakata S et al：Brain activity and the perception of self-agency whileviewing a video of hand grasping: a functional near-infrared spectroscopy study. Neuroreport 26:394-398, 2015.
20) Wakata S et al：Brain activity and the perception of self-agency while viewing a video of tool manipulation: a functional near-infrared spectroscopy study. Neuroreport 25:422-426, 2014.
21) Marino BF et al：Distorting the visual size of the hand affects hand preshaping during grasping. Exp Brain Res 202:499-505, 2010.
22) Kalckert A et al：The moving rubber hand illusion revisited: Comparing movements and visuotactile stimulation to induce illusory ownership. Conscious Cogn 26:117-32, 2014.
23) Blakemore SJ et al：Deluding the motor system. Consciousness and Cognition 12:647-655, 2003.

24) Blakemore SJ et al：From the perception of action to the understanding of intention. Nat Rev Neurosci 2：561-567, 2001.
25) Spence S et al：A PET study of voluntary movement in schizophrenic patients experiencing passivity phenomena (delusions of alien control). Brain 120：1997-2011.
26) Fink GR et al：The neural consequences of conflict between intention and the senses. Brain122：497-512, 1999.
27) McCabe CS et al：Simulating sensory-motor incongruence in healthy volunteers：implications for a cortical model of pain. Rheumatology 44：509-516, 2005.
28) Foell J et al：Sensorimotor incongruence and body perception an experimental investigation. Front Hum Neurosci 7：310, 2013.
29) McCloskey DI：Kinesthetic sensibility. Physiol Rev 58：763-820, 1978.
30) Blakemore SJ et al：Spatio-temporal prediction modulates the perception of self-produced stimuli. J Cogn Neurosci 11：551-559, 1999.
31) Shimada S et al：Rubber hand illusion under delayed visual feedback. PLoS One 4：e6185, 2009.
32) Weiss C et al：Agency in the sensorimotor system and its relation to explicit action awareness. Neuropsychologia 52：82-92, 2014.
33) Chambon V et al：From action intentions to action effects：how does the sense of agency come about? Front Hum Neurosci 8：320, 2014.
34) Chambon V et al：An online neural substrate for sense of agency. Cereb Cortex 23：1031-1037, 2013.
35) Synofzik M et al：The experience of agency：an interplay between prediction and postdiction. Front Psychol 4：127, 2013.
36) Gentsch A et al：Affective coding：the emotional dimension of agency. Front Hum Neurosci 8：608, 2014.
37) Synofzik M et al：I move therefore I am a new theoretical framework to investigate agency and ownership. Conscious Cogn17：411-442, 2008.
38) Farah MJ：The neural basis of mental imagery. Trends Neurosci 12：395-399, 1989.
39) 冷水　誠：行動の神経学的過程としての運動イメージ．イメージの科学－リハビリテーションへの応用に向けて－(森岡　周，他編), 101-122．三輪書店，2012.
40) Jeannerod M et al：Mental motor imagery：a window into the representational stage of action. Curr Opin Neurobiol 5：727-732, 1995.
41) Decety J：The neurophysiological basis of motor imagery. Behav Brain Res 77：45-52, 1996.

42) Ruby P et al : Effect of subjective perspective taking during simulation of action: a PET investigation of agency. Nat Neurosci 4(5):546-550, 2001.
43) 内藤栄一:運動の準備と発現　随意運動の制御．運動と高次神経機能（西平賀昭，他編），7-13.杏林書院，2005.
44) Decety J et al : The cerebellum participates in mental activity: tomographic measurements of regional cerebral blood flow. Brain Res. 535:313-317, 1990.
45) Bonda E et al : Neural correlates of mental transformations of the body-in-space. Proc Natl Acad Sci 92:11180-11184, 1995.
46) Lotze M et al : Activation of cortical and cerebellar motor area during executed and imagined hand movements: a fMRI study. J Cogn Neurosci 1185:491-501, 1999.
47) Gerardin E et al : Partially overlapping neural networks for real and imagined hand movements. Cereb Cortex 10:1093-1104, 2000.
48) Lorey B et al : Activation of the parieto-premotor network is associated with vivid motor imagery-a parametric fMRI study. PLoS one 6:e20368, 2011.
49) Ingvar DH et al : Distribution of cerebral blood flow in the dominant hemisphere during motor ideation and motor performance. Ann Neurol 2:230-237, 1977.
50) Roland PE et al : Supplementary motor area and other cortical areas in organization of voluntary movements in man. J Neurophysiol 43:118-136, 1980.
51) Stephan KM et al : Functional anatomy of the mental representation of upper extremity movements in healthy subjects. J Neurophysiol 73:373-386, 1995.
52) Porro CA et al : Primary motor and sensory cortex activation during motor performance and motor imagery: a functional magnetic resonance imaging study. J Neurosci 16:7688-7698, 1996.
53) Roth M et al : Possible involvement of primary motor cortex in mentally simulated movement: a functional magnetic resonance imaging study. Neuroreport 7:1280-1284, 1996.
54) Pascual-Leone A et al : Modulation of muscle responses evoked by transcranial magnetic stimulation during the acquisition of new fine motor skills. J Neurophysiol 74:1037-1045, 1995.
55) Jackson PL et al : Potential role of mental practice using motor imagery in neurologic rehabilitation. Arch Phys Med Rehabil 82:1133-1141, 2001.

56) Munzert J et al : Cognitive motor processes: the role of motor imagery in the study of motor representations. Brain Res Rev 60:306-326, 2009.
57) Gerardin E et al : Partially overlapping neural networks for real and imagined hand movements. Cereb Cortex 10:1093-1104, 2000.
58) Dechent P et al : Is the human primary motor cortex involved in motor imagery? Brain Res Cogn Brain Res 19:138-144, 2004.
59) Porro CA et al : Ipsilateral involvement of primary motor cortex during motor imagery. Eur J Neurosci 12:3059-3063, 2000.
60) Solodkin A et al : Fine modulation in network activation during motor execution and motor imagery. Cereb Cortex 14:1246-1255, 2004.
61) Guillot A et al : Functional neuroanatomical networks associated with expertise in motor imagery. Neuroimage 41:1471-1483, 2008.
62) Sharma N et al : Mapping the involvement of BA 4a and 4p during motor imagery. Neuroimage 41:92-99, 2008.
63) Sharma N et al : Motor imagery after stroke: relating outcome to motor network connectivity. Annals of Neurology 66:604-616, 2009.
64) Sharma N et al : Motor imagery after subcortical stroke: a functional magnetic resonance imaging study. Stroke 40:1315-1324, 2009.
65) Ehrsson HH et al : Imagery of voluntary movement of fingers, toes, and tongue activates corresponding body-part-specific motor representations. J Neurophysiol 90:3304-3316, 2003.
66) Solodkin A et al : Fine modulation in netwaork activation during motor execution and motor imagery. Cerebral Cortex 14:1246-1255, 2004.
67) Guillot A et al : Imagining is Not Doing but Involves Specific Motor Commands: A Review of Experimental Data Related to Motor Inhibition. Front Hum Neurosci 6:247, 2012.
68) Sirigu A et al : Motor and Visual Imagery as Two Complementary but Neurally Dissociable Mental Processes. J Cogn Neurosci 13:910-919, 2001.
69) de Lange FP et al : Posture influences motor imagery: an fMRI study. Neuroimage 33:609-617, 2006.
70) Saimpont A et al : Aging affects the mental rotation of left and right hands. PLoS One 4:e6714, 2009.
71) Mulder T et al : Motor imagery: the relation between age and imagery capacity. Hum Mov Sci 26:203-211, 2007.
72) Holmes PS et al : Diagrammatic representation of the PETTLEP model. L App Sport Psychol, 2001.
73) Ertelt D et al : Action observation has a positive impact on rehabilitation

of motor deficits after stroke. Neuroimage 36 Suppl 2:T164-173, 2007.
74) Gallese V et al：Action recognition in the premotor cortex. Brain, 119:593-609, 1996.
75) Gallese V et al：Mirror neurons and the simulation theory of mind reading. Trends Cogn Sci 2:493-501, 1998.
76) Rizzolatti G et al：The mirror-neuron system. Annu Rev Neurosci 27:169-192, 2004.
77) Fadiga L, et al. Motor facilitation during action observation: a magnetic stimulation study. J Neurophysiol 73:2608-2611, 1995.
78) Muthukumaraswamy SD et al：Mu rhythm modulation during observation of an object-directed grasp. Brain Res Cogn Brain Res 19:195-201, 2004.
79) Mouthon A et al：Task-dependent changes of corticospinal excitability during observation and motor imagery of balance tasks. Neuroscience 303:535-543, 2015.
80) Taube W et al：Brain activity during observation and motor imagery of different balance tasks: an fMRI study. Cortex 64:102-114, 2015.
81) Nakano H et al：Changes in electroencephalographic activity during observation, preparation, and execution in a motor learning task. Int J Neurosci 123:866-875, 2014.
82) Vogt S et al：Multiple roles of motor imagery during action observation. Front Hum Neurosci 7:807, 2013.
83) Gatti R et al：Action observation versus motor imagery in learning a complex motor task: a short review of literature and a kinematics study. Neurosci Lett 540:37-42, 2013.
84) Gonzalez-Rosa JJ et al：Action observation and motor imagery in performance of complex movements: evidence from EEG and kinematics analysis. Behav Brain Res 281:290-300, 2015.
85) Buccino G：Action observation treatment: a novel tool in neurorehabilitation. Philos Trans R Soc Lond B Biol Sci 369:20130185, 2014.
86) Fuchigami T et al：Differences in cortical activation between observing one's own gait and the gait of others: a functional near-infrared spectroscopy study. Neuroreport 26:192-196, 2015.
87) Hiyamizu M et al：Effects of self-action observation on standing balance learning: A change of brain activity detected using functional near-infrared spectroscopy. NeuroRehabilitation 35:579-85, 2014.
88) 渕上　健，他：慢性期脳卒中片麻痺患者の下肢機能に対する運動観察治療の効果．理学療法科学 30:251-256, 2015.

第4章 運動主体感・運動意図の生成プロセスと運動イメージ

89) Decety J et al：The timing of mentally represented actions. Behav Brain Res 34:35-42, 1989.
90) Decety J et al：Mentally simulated movements in virtual reality: does Fitts's law hold in motor imagery? Behav Brain Res 72:127-134, 1996.
91) Decety J et al：Effect of brain and spinal cord injuries on motor imagery. Eur Arch Psychiatry Clin Neurosci 240:39-43, 1990.
92) Sirigu A et al：The mental representation of hand movements after parietal cortex damage. Science 273:1564-1568, 1996.
93) Malouin F et al：Working memory and mental practice outcomes after stroke. Arch Phys Med Rehabil85:177-183, 2004.
94) Gregg M, et al. The MIQ-RS: A Suitable Option for Examining Movement Imagery Ability. Evid Based Complement Alternat Med 7:249-257, 2010.
95) Franz EA et al：Bimanual coupling in amputees with phantom limbs. Nat Neurosci 1:443-444, 1998.
96) Osumi M et al：Structured movement representations of a phantom limb associated with phantom limb pain. Neurosci Lett 605:7-11, 2015.
97) Fansler CL et al：Effects of mental practice on balance in elderly women. Phys Ther 65:1332-1338, 1985.
98) Maring JR：Effects of mental practice on rate of skill acquisition. Phys Ther 70:165-172, 1990.
99) Crosbie JH et al：The adjunctive role of mental practice in the rehabilitation of the upper limb after hemiplegic stroke: a pilot study. Clin Rehabil 18:60-68, 2004.
100) Stevens JA et al：Using motor imagery in the rehabilitation of hemiparesis. Arch Phys Med Rehabil 84:1090-1092, 2003.
101) Malouin F et al：Working memory and mental practice outcomes after stroke. Arch Phys Med Rehabil 85:177-183, 2004.
102) Langhorne P et al：Motor recovery after stroke: a systematic review. Lancet Neurol 8:741-754, 2009.
103) Barclay-Goddard RE et al：Mental practice for treating upper extremity deficits in individuals with hemiparesis after stroke. Cochrane Database Syst Rev. 2011.
104) Sharma N et al：Recovery of motor function after stroke. Dev Psychobiol 54:254-262, 2012.
105) Thobois S et al：Motor imagery in normal subjects and in asymmetrical Parkinson's disease: a PET study. Neurology 55: 996-1002, 2000.
106) Helmich RC et al：Cerebral compensation during motor imagery in

Parkinson's disease. Neuropsychologia 45:2201-2215, 2007.
107) van Nuenen BF et al：Compensatory activity in the extrastriate body area of Parkinson's disease patients. Journal of Neuroscience 32:9546-9553, 2012.
108) Pelosin E et al：Action observation improves freezing of gait in patients with Parkinson's disease. Neurorehabil Neural Repair 24:746-752, 2010.
109) Ramachandran VS et al：Touching the phantom limb. Nature 377:489-490, 1995.
110) Altschuler EL et al：Rehabilitation of hemiparesis after stroke with a mirror. Lancet 353:2035-2036, 1999.
111) Sathian K et al：Doing it with mirrors：A case study of a novel approach to neurorehabilitation. Neurorehabil Neural Repair 14:73-76, 2000.
112) Samuelkamaleshkumar S et al：Mirror therapy enhances motor performance in the paretic upper limb after stroke：a pilot randomized controlled trial. Arch Phys Med Rehabil 95:2000-2005, 2014.
113) Pandian JD et al：Mirror therapy in unilateral neglect after stroke（MUST trial）：a randomized controlled trial. Neurology 83:1012-1017, 2014.
114) Ramachandran VS et al：The use of visual feedback, in particular mirror visual feedback, in restoring brain function. Brain 132:1693-1710, 2009.
115) Malouin F et al：Effects of practice, visual loss, limb amputation and disuse on motor imagery vividness. Neurorehabil Neural Repair 23:449-463, 2009.
116) Moseley GL：Is successful rehabilitation of complex regional pain syndrome due to sustained attention to the affected limb? A randomised clinical trial. Pain 114:54-61, 2005.
117) Osumi M et al：Factors associated with the modulation of pain by visual distortion of body size. Front Hum Neurosci 8:137, 2014.
118) Osumi M et al：Negative body image associated with changes in the visual body appearance increases pain perception. PLoS One9:e107376, 2014.
119) Katayama O et al：The effect of virtual visual feedback on supernumerary phantom limb pain in a patient with high cervical cord injury：a single-case design study. Neurocase, 21:786-792, 2015.
120) Nobusako S et al：Effectiveness of the gaze direction recognition task for chronic neck pain and cervical range of motion：a randomized controlled pilot study. Rehabil Res Pract 2012:570387, 2012.
121) Giraux P et al：Illusory movements of the paralyzed limb restore motor

cortex activity. Neuroimage 20:107-111, 2003.
122) Simmons CD, Arthanat S, Macri VJ. Pilot study：Computer-based virtual anatomical interactivity for rehabilitation of individuals with chronic acquired brain injury. J Rehabil Res Dev 51:377-90, 2014.
123) Pichiorri F et al：Brain-computer interface boosts motor imagery practice during stroke recovery. Ann Neurol 77: 851-865, 2015.
124) Diers M et al：Illusion-related brain activations: a new virtual reality mirror box system for use during functional magnetic resonance imaging. Brain Res 1594:173-182, 2015.

第5章
運動学習の神経メカニズムとそのストラテジー

5.1 運動学習とは

　ヒトは環境に対して相互作用を不断に繰り返している．そして，その環境に適応しながら新たな運動パフォーマンスを得る．なんらかの運動課題を繰り返し練習すると，その結果としてパフォーマンス水準やスキルが向上する．それとともに，動きがなめらかになることは明白である．こうした一連のプロセスを運動学習（motor learning）と呼ぶ．

　運動心理学者のSchmidtは，運動学習を「熟練パフォーマンスの能力に比較的永続的変化を導く練習や経験に関連した一連のプロセス」であると定義した[1]．このように運動学習とは，最終的な帰結部分のみを指しているのではなく，それに至るプロセスを含んだものとして捉えられている．もちろん，こうしたプロセスは実践や経験を通じて得られるものである．実践とは訓練や練習といった目に見える運動行動を指し，経験とは自己の内面に蓄積される目に見えない記憶を指している．

　これまでの心理学的研究によって多くの古典的な運動学習理論が提唱されている．古くはパブロフの犬に代表される古典的条件づけ理論がその代表格であるが，運動行動としての条件づけ理論として位置づけられたのが，オペラント条件づけ理論である．これは道具的条件づけ（instrumental conditioning）とも呼ばれている．その代表的なものがSkinnerによって考案されたスキナー箱による実験である．実験は図5.1のようにスキナー箱と呼ばれたミニ環境の中で行われた．この実験では，ネズミがレバーを押した際，エサが

第5章 運動学習の神経メカニズムとそのストラテジー

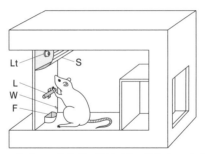

図5.1 オペラント条件づけに用いられたスキナー箱
オペラント（道具的）条件づけの代表的な装置．ネズミがレバー（L）を押し下げると，食物皿（F）に食物が与えられる（あるいはWから水が与えられる）．Ltは証明．Sはスクリーン．

与えられるが，これが繰り返されることでその行動が強化される．すると「レバーを押せばエサが与えられる」という手続きをネズミが連合して学び，頻回にレバーを押すようになる．このような行動変容が起こることをオペラント条件づけと呼ぶ．今日，修正はありつつも，この実験結果は後に示す強化学習の原型となった．

一方，運動心理学領域における運動学習理論の先駆けとなったのがAdamsの閉回路理論（closed loop theory）[2]である．Adamsの閉回路理論は1971年に発表された．これは後に示すBernsteinらの知見を用いてサイバネティクス・モデルを導入し，運動のフィードバックと意図している運動の比較（誤差検出）により誤差修正していくといった理論である．この理論は，フィードバックと比較される内的基準（知覚痕跡とも呼ぶ）と記憶痕跡を重視したものである．この閉回路理論の後，発表されたのがSchmidtによるスキーマ理論である．スキーマ理論は1975年に発表され，この理論では再生スキーマ（recall schema）と再認スキーマ（recognition schema）を想定し，再生スキーマによって運動プログラムの実行計画がつくられ，再認スキーマによって誤差検出のための基準となるモデルがつくられることが示された（図5.2）[1]．これは後述する誤差学習モデルの心理学的な原型と言うことができるであろう．

第5章 運動学習の神経メカニズムとそのストラテジー

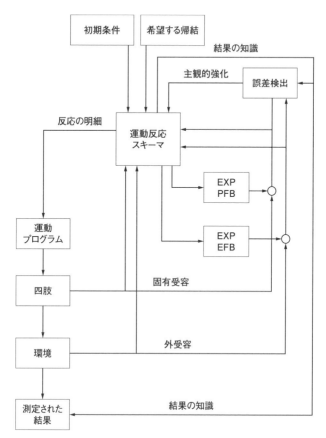

EXP PFB：期待された固有受容性フィードバック
EXP EFB：期待された外受容性フィードバック

図5.2 運動学習におけるスキーマ理論の概要

運動反応スキーマ（運動記憶）に基づき運動プログラムが形成され，四肢が動き，それに基づき固有感覚（固有受容）がフィードバックされる．また，道具を操作するなどの行動では環境が変化し，それにより外部感覚（外受容）がフィードバックされる．そして結果の知識（成否）もフィードバックされる．この際，これらのフィードバック情報は期待される感覚フィードバック（EXP PFB，EXP EFB）と照合され，誤差が検出され，その誤差が運動スキーマを更新させ，結果として運動プログラムを変化させるという手続き．

(Schmidt RA：Motor control and learning. In：Human kinetics Publishers, Inc, Champaign, 1998 より)

第5章 運動学習の神経メカニズムとそのストラテジー

5.2 運動シークエンスの組織化ならびに運動学習の様式

　ヒトがある運動をいとも簡単にできるようになるためには，その運動を学習し，技能として習熟させる必要がある．しかしながら，日常なにげなく実行している行為はすでに習熟したものであり，一連のプロセスを探ることができないために運動学習の真髄には迫ることができない．そこで運動学習における脳内変化を観察するためには，今までに経験したことのない運動を行った際の脳活動を検出するような実験手続きが必要になる．Kawashimaら[3]は，右利き健常者に対して図5.3のような鉄球回し課題を行わせ，そのパフォーマンスの向上を捉えると同時に，PETにて脳活動を記録した．その結果，練習とともに回す速度が向上し，よりなめらかな動きに変化した．この結果に関して内藤[4]は，この運動練習は右手から始めるものの，その後すぐに左手で練習した際，過去に行ったことがないにもかかわらず，速度が速くなっているといった事実は，学習の転移（transfer of learning）によって成立していると考察した．こうしたように，一方の手で学習した技能がもう片方に影響することは，過去の心理学実験によって明らかになっている[5-8]．これ

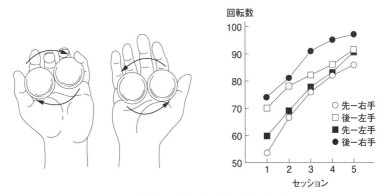

図5.3　鉄球回し課題と回転技能の向上

鉄球回しを過去に一度も経験したことのない右利きの被験者が参加．1セッションは1分．○は右手から運動を開始した場合．□は右手5セッション終了後，左手で運動した場合．■は異なる右利き被験者が左手から開始した場合．●は左手後に右手で運動した場合．両者とのみ左右の運動転移が認められている．

(Kawashima R et al：Regional cerebral blood flow changes in human brain related to ipsilateral and contralateral complex hand movements - a PET study. Eur J Neurosci 10：2254-2260, 1998より)

第5章　運動学習の神経メカニズムとそのストラテジー

は交叉性教育（cross education）とも呼ばれ，ピアノなど両手操作が求められる技能の理論としても広く知られている．利き手である右手で獲得された運動が非利き手である左手においても再現可能である．また，書字動作などは口でも再現可能である．そして，それは他人が書いた文字とは明らかに差異が認められる（図5.4）．これは運動学習が筋や関節といった効果器で起こっているのではなく，脳のなかで運動シークエンスとして組織化されていることを示している．

　運動学習の様式は連続的運動学習と適応的運動学習に分類されることが多い．連続的運動学習とは，連続的に繰り返される動作（行動）の中から，運動順序に関する知識を獲得することであり，ある課題における身体の操作手順（closed skills）の習得プロセスを示す．一方，適応的運動学習とは，感覚情報に基づいて行う運動学習のことであり，外界の条件に従い，その変換プロセスを学習（open skills）する手続きを示し，主に道具を使った運動・操作がこれに相当する．これらの神経基盤は異なり，前者の運動の順序学習には，線条体といった大脳基底核が速い学習，遅い学習，そして学習保持に対して主に関与し，後者の運動の適応学習には，小脳がそれぞれの期間において主に関与する．しかしながら，これらが独立して働いているわけではなく，小脳と大脳基底核の間には視床を介して相互接続（interconnection）があり，それぞれの機能を補完し合いながら相補的な活動を行っていることが確認されている[9]．大脳皮質との機能的連結を通じて，これらは互いに関連し合いながら学習プロセスに相互に関与しているわけである．Maら[10]は，4週間の手指運動学習課題における皮質内の機能的連結の変化についてfMRIを用いて調査した．その結果，補足運動野→後腹外側前頭前皮質，補足運動野

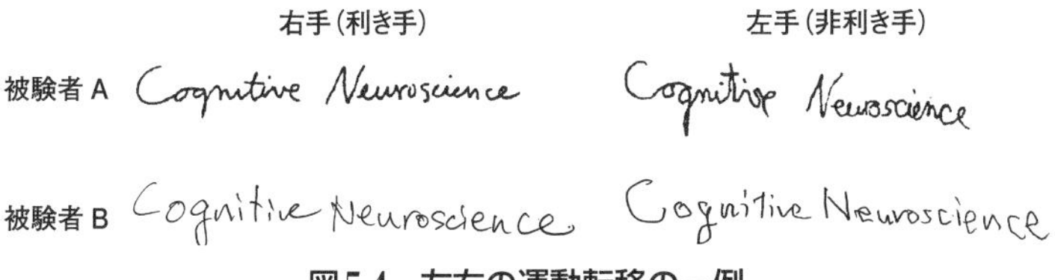

図5.4　左右の運動転移の一例

（内藤栄一：運動習熟のメカニズム．臨床スポーツ医学 21:1057-1065, 2004 より）

→背側運動前皮質,補足運動野→基底核,背側運動前皮質→一次運動野,背側運動前皮質→基底核,基底核→一次運動野,基底核→補足運動野,小脳→後腹外側前頭前皮質の機能的連結は,運動学習を通じて増加し,これに対して,一次運動野→基底核,後腹外側前頭前皮質→一次運動野,後腹外側前頭前皮質→補足運動野,後腹外側前頭前皮質→基底核,補足運動野→一次運動野,基底核→後腹外側前頭前皮質,基底核→一次運動野の機能的連結は,運動学習を通じて減少するといった神経ネットワークのダイナミックな変化が運動学習プロセスによって起こることを示した.この知見は,どこかの領域のみで運動学習が成立しているのではないことを明確化した.このように運動学習プロセスにおいては,ある運動スキルを獲得するにつれて,それに関連した神経ネットワークの再組織化が行われることがわかっている.

5.3 運動スキル課題における脳活動の特徴

前述した鉄球回し課題時の脳の活動はどのようなものか.Kawashimaらのデータ[3]では,課題の最中,一次運動野,背側運動前野,補足運動野,大脳基底核,小脳といった運動関連領域が活性化している.これらは両側性に活動している特徴がみられるが,なかでも,運動前野の両側性活動が運動学習に意味を与えていると考察している.たとえば,右手の運動の際の右背側運動前野の活動は,右手の技能向上率と強い正の相関が認められ,一方で左手の運動の際の左背側運動前野の活動は,左手の技能向上率との間に強い相関が認められている.この結果から,ある運動を学習するプロセスには,同側の運動前野の活性化が必要であることを示唆する結果になった.一方,Sadatoら[11]は,運動と反対側の運動前野の活動は運動実行に強く関連し,運動と同側の活動は運動の複雑さに関連していると述べている.すなわち,同側の活動は運動の学習プロセスに関わるというものである.また,単純な運動(指の屈伸)ではなく複雑な運動(ビープ音に合わせて球を回転)では,同側の運動前野に活動がみられる[12,13]ように,同側の運動前野は比較的運動スキルが要求される運動を意図的に学習している際に働くことが考えられる.これは運動前野に限ったことではなく,たとえば右利きの者が左手の単純な運動を行った場合[14,15],すなわち慣れていない手で運動を実行した時,あるい

は，右利きの者が右手で物体の長さの弁別を行った場合[16]，一次運動野においても運動と同側の活性化が起こっている．

一方で，片側の一次運動野の活動が運動学習に不必要なわけではない．我々はtDCSを用いて右側一次運動野の興奮性を人為的に高め，その後，左手（非利き手）の運動スキルに変化が起こるかを確認したところ，興奮性を高めた後にはその空間的な運動制御スキルが向上することを確認した[17]．すなわち，同側，対側が特異的な役割をもっているわけではなく，運動スキルが要求される難易度をもった課題を実行するためには，両側性の活動が余儀なくされるが，運動が習熟されていくと，身体とは対側の運動関連領域の活動が収束されていくという考えが今日では支持されている．

5.4 運動学習における脳の再組織化プロセス

運動スキルを学習している最中には脳の構造的な再組織化と機能的な再組織化が起こる（図5.5）[18]．構造的な再組織化とは，灰白質の増大，白質線維の変化を示している．一方，機能的な再組織化とは，脳内の神経ネットワークの結合・変化を示している．構造的な変化に関しては，たとえば，運動学習率が高い者ほど，ベースライン時の楔前部や後帯状回の灰白質が大きいことや，長期的な学習における運動パフォーマンス向上と一次運動野，頭頂葉，前補足運動野の灰白質増大には正の相関関係があること，そして，運動学習の長期保持とベースライン時の両側の背外側前頭前野や補足運動野の灰白質の大きさには正の相関がある[19]ことなど，運動学習と脳の構造的変化（容量変化）には関連があることが示唆されている．その一方で，リハビリテーションによる介入にとって特に意味があるのは機能的な再組織化であり，運動課題や知覚・認知課題によってその結合は変化すると考えられている．この際，課題の難易度調整が機能的結合に影響を与えると想定されている．

他方，これまでの多くの研究によって，運動学習前後の脳活動の機能的な違いや，運動学習段階に応じた脳活動の機能的な違いが明らかにされている．Patelら[20]は，運動学習前と後の脳活動の違いを調べているが，運動学習前の課題中の脳活動では，前頭葉では両側の背外側前頭前野，下前頭回，運

第5章　運動学習の神経メカニズムとそのストラテジー

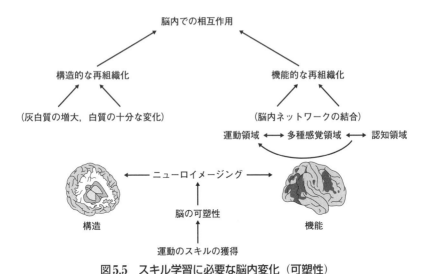

図5.5　スキル学習に必要な脳内変化（可塑性）
(Chang Y：Reorganization and plastic changes of the human brain associated with skill learning and expertise. Front Hum Neurosci 8:35, 2014 より)

動前野の活動，頭頂葉では上頭頂小葉の活動，小脳では歯状核の活動，そして前帯状回の活動が学習後のデータに比較して強いことを示した．これに対して，学習後では，頭頂葉では下頭頂小葉，そして大脳基底核や後帯状回の活動が強いことを示した．前頭葉における運動前野の活動に関しては，学習時に強くなることは前述した通りであるが，背外側前頭前野はワーキングメモリや注意機能を担い，初期にはそれらの機能が強く必要であることを示している．また，下前頭回は言語や模倣に関わる領域でもあり，覚えるための表象手続きが積極的に行われていることが示唆される．さらに，上頭頂小葉は体性感覚情報処理に基づいた身体の空間的制御に関わるが，学習後に活性化した下頭頂小葉は概念形成（身体・道具の動かし方を含む）に関わる．加えて，小脳に関しては後述するように，小脳半球の出力核である歯状核が運動学習にとって重要である一方，大脳基底核を構成する被殻は運動記憶に関わっていることから，運動学習前（初期）と学習後の脳活動は同じ運動課題であっても，その活動がダイナミックに変化することがわかる．一方で，Parkら[21]は，同側小脳の活動，なかでも歯状核は学習後期まで活動すること

第5章 運動学習の神経メカニズムとそのストラテジー

を示した.これは小脳が運動学習初期にだけ活動するだけでなく,後期も活動することを示しており,前期は誤差学習プロセスに,後期は内部モデルに基づくフィードフォワード制御に関わっていることを示している.なお,誤差学習プロセスや内部モデルに関しては後に詳しく説明したい.また最近になって,帯状回の活動も明らかにされており,前帯状回は葛藤・矛盾の処理などの情動に関与し,後帯状回は安静時の脳活動に関与する.初期は運動課題がうまくいかないことに対しての葛藤などを表し,後期はその活動がデフォルト化されるプロセスを帯状回の働きの差異が示しているのではないかと最近注目されている.なお,脳は何も行っていない最中も働いており,この際に働く脳領域の結合をデフォルトモードネットワークと呼ぶ.近年,こうした安静時脳活動が運動学習に関与していることが知られている.

Lohseら[22]は運動学習を初期(1時間),中期(24時間),終期(5週)の3期に分け,その脳活動の違いをメタアナリシスによって整理している.その結果,さまざまな脳領域の活動が時期や研究によって変化しているが,概してどの時期にも共通して活動している領域が後帯状回や楔前部であることが示されている.これらは安静時注意のコントロールや身体イメージに関与する脳領域であり,これらの脳活動の有無が運動学習に影響することが近年になって示唆されている.Dayanら[23]は,運動スキル学習を「速い学習」と「遅い学習」にわけ,おのおのの段階に関与する脳領域について調べた.その際,運動スキルが短時間で急激に向上する学習初期を「速い学習」,その後に時間がかかりながら運動スキルがゆっくりと向上する学習後期を「遅い学習」と定義している.結果として,運動スキルの「速い学習」では,背外側前頭前野,一次運動野,前補足運動野の活動が減少し,運動前野,補足運動野,後頭頂葉,背内側線状体,小脳後方部の活動が増加する.一方,運動スキル「遅い学習」では,学習とともに一次運動野,一次体性感覚野,補足運動野,背外側線状体(被殻)の活動が増加し,小脳外側部の活動が減少することを示した(図5.6).この知見は,リハビリテーションの治療において,1回のセッション内で変化が起こる「速い学習」,そして多数の繰り返される治療セッションによって獲得される「遅い学習」の脳内基盤が異なることを示している.さらに同論文では「遅い学習」の場合における運動スキル正確

第5章　運動学習の神経メカニズムとそのストラテジー

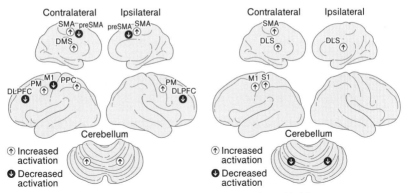

図5.6　運動スキル学習で動員される主要脳領域の図

背外側前頭前皮質（dorsolateral prefrontal cortex：DLPFC），一次運動皮質（primary motor cortex：M1），運動前野（premotor cortex：PM），補足運動野（supplementary motor area：SMA），前補足運動野（presupplementary motor area：preSMA），後頭頂皮質（posterior parietal cortex：PPC），背内側線条体（dorsomedial striatum：DMS），小脳後部（posterior cerebellum），一次体性感覚皮質（primary somatosensory cortex：S1），背外側線条体（dorsolateral striatum：DLS），小脳外側（lateral cerebellum）．
矢印は運動スキル学習初期段階に関係する脳活動の増減を示す．
(Dayan E et al：Neuroplasticity subserving motor skill learning. Neuron 72：443-454, 2011 より)

性のパフォーマンスの向上には，訓練中に起こる（オンライン学習）ばかりでなく，訓練を実施していないセッション間でも起こる（オフライン学習）ことを示した．すなわち，運動課題を行っていない安静時の脳活動も運動スキルに影響することが示された．

Albertら[24]は，適応的運動学習課題時の安静時脳活動を調べているが，その際，前頭前野 - 頭頂葉（上・下頭頂小葉）の間の神経ネットワークに活性化が認められ，それはコントロール群に比較し学習群で強い活性化を起こし，そのネットワークの強さは学習後に有意に強くなることが示された．また，神経ネットワークではないが，学習群において小脳の安静時活性化が認められ，その活性化は学習後に有意に高くなることが示された．また，Taubertら[25]は，運動学習が進むにつれて，安静時における頭頂葉内側の活動と学習の程度に正の相関がみられること，そして，運動学習が起こることで，安静

第5章 運動学習の神経メカニズムとそのストラテジー

時における身体とは対側の補足運動野/前補足運動野と頭頂葉内側の活動の間の神経ネットワークが高まることを明らかにした．このように，運動学習プロセスにおけるパフォーマンス向上に対して安静時脳活動が関与すること，そして学習が進むにつれて主に前頭葉と頭頂葉の間のネットワークが強化されることが示唆されている．

一方で，Wuら[26]は，同じように，右手を使用した視覚性の適応的運動学習課題を行っている際の脳波を安静時ならびに運動課題時に記録した．その結果，課題パフォーマンスの向上率と安静時の左一次運動野のβ波に強い正の相関関係が認められた．一方，この研究では，パフォーマンス向上率と運動課題時の左一次運動野と運動前野の間のβ波のコヒーレンス（関連性）に負の相関関係，パフォーマンス向上率と左一次運動野と頭頂葉の間のβ波コヒーレンスに正の相関関係が認められることも報告されている．この研究成果から，安静時脳活動だけでなく，運動課題時にも神経ネットワークのダイナミックな変化が起こり，その活動も運動学習に関与していることがわかる．運動前野の活動が高まっている時は，ある難易度に対して挑戦している時であり，その際，一次運動野の活動は下がるが，パフォーマンスが向上するにつれて，すなわち運動習熟するにつれ一次運動野の活動が高まり，逆に運動前野の活動が下がることが示された．一方，一次運動野と頭頂葉の間の神経ネットワークの強化は，学習が進むにつれて高まることが確認された．我々も前述した鉄球回し課題の際の運動関連領域の活動を脳波にて記録しているが，その際，運動課題の最中の運動関連領域の活性化のみならず，運動準備期の運動関連領域の活性化が運動学習に関与することを示した[27]．ゆえに，リハビリテーションの介入において，運動の最中のみならず，運動の準備期において安静時脳波をいかにしてコントロールするかがポイントになる．このコントロールには前章で述べた運動イメージや運動観察が役に立つ．現に運動準備期と運動観察期の両者において運動関連領域の活動は等価的なものであることが我々の研究において確認されている[27]．

Taubertら[28]は28名の健常成人を対象に，手の運動学習でなく，立位姿勢バランス練習時の安静時脳活動を記録した．この課題は，左右にシーソーのような揺らぎを起こすバランスボードの上に被験者が立ち，30秒間内にでき

第5章　運動学習の神経メカニズムとそのストラテジー

るだけボードを水平に保持するものであるが，学習前半は安静時の補足運動野/前補足運動野や腹側運動前野において活動の増大が認められた．これらの領域は，運動学習にとって重要な場所であるとともに，運動計画・シミュレーションに関与する．よって，運動実行しながらも，学習初期には積極的に心的に運動シミュレーションしている可能性がある．我々はこれに類似したバランスボードを用いた運動学習課題を行った際，課題時でなく，課題中の動画を後に観察（自己運動観察）した際，補足運動野の活動増加を確認した[29]．このように，実際の運動時でない脳活動が運動学習効果に関与することが，近年多くの実験によって確認されている．

　研究結果が散見されるなか，多くのコンセンサスを得ている運動学習様式と脳機能の関連を示したのが図5.7に表した3つの運動学習システムである[30]．まず1つめが，大脳基底核を中心とした神経ネットワークであるが，これは連続的運動学習と強化学習（報酬学習）に関与する．連続的運動学習はすでに説明したので，この後は強化学習に関して説明する．2つめは，小脳を中心とした神経ネットワークが適応的運動学習と教師あり学習（誤差学習）に関与することである．同じく適応的運動学習はすでに説明したので，この後，誤差学習について説明する．3つめが，大脳皮質を中心とした教師

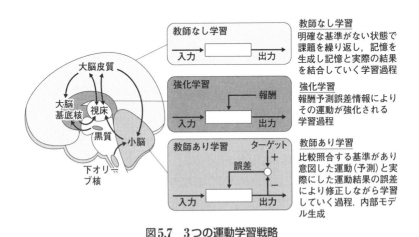

図5.7　3つの運動学習戦略

（Doya K：Complementary roles of basal ganglia and cerebellum in learning and motor control. Curr Opin Neurobiol 10：732-739, 2000 より）

なし学習である．これは記憶・身体イメージや注意・ワーキングメモリに基づいた学習スタイルである．

5.5 強化学習システム

環境において主体が現在の状態を観測し，とるべき行動を決定する機械学習の一種を強化学習（reinforcement learning）と呼ぶ．主体者となるヒトは，行動を選択し行うことによって環境から報酬を得るとそれが強化される．前述した道具的条件づけ理論に似ているが，近年の強化学習モデルは試行錯誤的な探索を通じる点と，直接的な報酬のみならず，遅延報酬にも対応しているという特徴がある．遅延報酬とは報酬を先延ばしするプロセスを含み，現在の報酬よりも未来の報酬の方に価値があるといった報酬価値の変換プロセスが含まれる．また，実際の報酬のみならず，報酬予測時にも働き，単に報酬を得ることだけを目的として学習が強化されていくわけではない．このように強化学習は報酬系の作動によって起こることから，報酬学習とも呼ばれている．

強化学習に大きく関与しているのが，中脳ドーパミン作動系ループである（図5.8）．ドーパミン作動系は，黒質と腹側被蓋野から線条体および辺縁系および前頭前野に投射される経路をもつ．中脳の黒質緻密部から線条体（尾状核）への投射は運動の発現に関わる．一方，腹側被蓋野からの経路は中脳辺縁系経路と中脳皮質系経路をもち，前者は大脳辺縁系（扁桃体・中隔・海馬）や側坐核に投射，後者は前頭前野や前帯状回に投射する．この腹側被蓋野からの経路は意欲（motivation）に関与し，この意欲を生み出す経路は運動練習を継続するための大事な経路として認識されている．Nishimuraら[31]は，脊髄損傷による運動機能障害がリハビリテーションによって回復した後，運動機能をつかさどる大脳皮質の一次運動野の活動が高まるとともに，大脳辺縁系などの意欲や情動を担う脳の部位の活動が高まることを明らかにした．同時に，運動機能回復期においては，一次運動野とこれらの情動を担う脳の部位の活動が強い関連性をもつことが示された．このように一次運動野の興奮性においてもドーパミン作動系の活性化が関与し，さらには，脊髄反射においても報酬に基づき可塑的に変化し，その可塑性には皮質脊髄路の興奮性が

第5章　運動学習の神経メカニズムとそのストラテジー

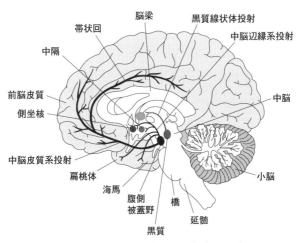

図5.8　中脳ドーパミン作動系ループ
ドーパミン作動性：黒質と腹側被蓋野から線条体，辺縁系および前頭皮質へ投射（動機づけなどに関係）．

関与する可能性が確認されている[32]．このように報酬系の作動は，一次運動野や皮質脊髄路の興奮性を高めることが示唆されている．現在のところ，ドーパミン投射と一次運動野の可塑性は多くの研究で確認されており[33]，腹側被蓋野のドーパミン神経細胞を活動させると，一次運動野が数十ミリ秒間だけ興奮し，その後数百ミリ秒間において神経活動が抑制されることが発見されるとともに，一次運動野を単独で弱く刺激した際には筋活動を起こすことができないが，腹側被蓋野を一次運動野の刺激に10ミリ秒先駆けて刺激することで筋活動が確認できることがわかった[34]．さらにおもしろいことに，この研究では，一次運動野を単独に強く刺激した場合には筋収縮が認められたが，この時に腹側被蓋野を40ミリ秒早く刺激することで筋活動が抑制されることも確認された．こうした結果から，腹側被蓋野の活動が一次運動野の活動をコントロールしている仮説が提案されている．いずれにしても，腹側被蓋野の活動が一次運動野や皮質脊髄路の興奮性の影響を与えていることは事実であろう．

　腹側被蓋野のドーパミン神経細胞が活性化する時はどのような場面であろうか．ヒトは自己と環境と相互作用から報酬を経て，さらにその報酬を最大

第5章　運動学習の神経メカニズムとそのストラテジー

化するように，自己の選択可能な行動の価値を学習していく．このように報酬に対応した学習には，ドーパミン神経細胞の活性化に基づくドーパミン作動系が活動することが必要である．このドーパミン神経細胞は「行動を起こす時に得られる期待される報酬の量」と「行動をとった結果，実際に得られた報酬の量」の誤差（予測誤差）に応じて興奮し，その興奮の度合いに比例して，行動を起こすのに関与した神経結合のシナプス伝達効率を向上させる（Schultz, 2007）ことが明らかになっている[35]．すなわち，報酬自体に反応するのではなく，「報酬予測」と「実際の報酬と予測の差（報酬予測誤差）」を脳はコード化するわけである．ゆえに予期しない，あるいは予期した以上の報酬が強化学習を高めると想定されている．

　ドーパミン神経細胞の興奮性は，報酬がいつ与えられるか不明な状況で活動を起こし（図5.9A），報酬が完全に予測できる状況では反応を示さない一方で，報酬を予測するだけで活動を起こし（図5.9B），そして，報酬を予測していたにもかかわらずそれが得られない場合は反応が減少する（図5.9C）ことが特徴である[36]．また，行動選択に対する最初の報酬はほとんど予測できないため，報酬効果が最大となる．この予測された報酬と実際の報酬における差（prediction error：PRE）をドーパミン神経細胞がコード化する．その際，実際の報酬が予測を上回る場合を「positive PRE」，実際の報酬が予測を下回る場合を「negative PRE」と呼び，positive PREが大きいほど最大の学習効果が得られるが，繰り返しによりそのpositive PREは減少し，学習後期には小さくなる[37]．練習の繰り返しによって，通常，意欲が低下していくのはこのpositive PREが減少していくからである．ゆえに，指導者やリハビリテーションセラピストはpositive PREを生み出すために，新たな活動や新しい文脈，すなわち新しい難易度を有した課題をつくり提案することが必要になる．

　腹側被蓋野でドーパミン神経細胞が興奮し，側坐核とシナプス結合すると快情動が生まれ，正の強化が行われる．先に述べたように「報酬予測誤差」によってこれは強化されるため，結果の前に報酬を大まかに予測する必要がある．この予測を過大に見積もると実際の結果との差が負になるために負が強化され，それが回避できないと学習性無力感（learned helplessness）をきた

第5章　運動学習の神経メカニズムとそのストラテジー

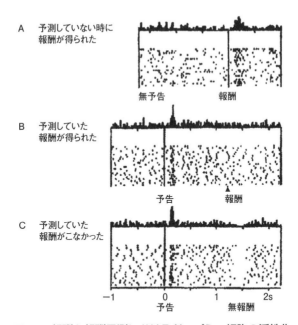

図5.9　報酬と報酬予測におけるドーパミン細胞の活性化
突然報酬が与えられると細胞が興奮（A）．報酬が予告されると細胞が興奮するが，その通りの報酬が与えられるとその興奮は弱い（B）．また無報酬では反応がより弱まる（C）．
(Schultz W：Predictive reward signal of dopamine neurons. J Neurophysiol 80：1-27, 1998 より）

してしまう場合がある．これは，脳卒中後の運動療法の目標設定において留意すべき点である．また，報酬を完全に予測できると誤差が生じないため正の強化がされない[38]．リハビリテーションにおける運動課題の実施において，対象者の快情動を引き起こすために，報酬の設定および課題の難易度に留意する必要がある．目標が高すぎれば負が強化され，低すぎると予測誤差が生まれない．ゆえにセラピストを含めた環境の援助によって課題をクリアできるようプログラムを最大限に調整していく必要がある．

実際に報酬が与えられることで運動パフォーマンスが向上し，その際，側坐核，扁桃体，前頭前野に活性化が認められたことが明らかにされている[39]．この研究では，64名の健常成人を対象に連続的運動学習課題を行わせ，その際，報酬群（正の報酬）と罰群（負の報酬）を比較し，どちらが運動

第5章　運動学習の神経メカニズムとそのストラテジー

学習にとって効果を示すかが調べられている．報酬群には運動反応が前回よりも速ければ4セント与え，罰群には前回よりも遅ければ4セント没収した．結果として，反応速度の向上率は報酬群が有意に高く，報酬群で活動した脳領域（側坐核，扁桃体，前頭前野）が罰群では起こらず，むしろ側坐核の活動は低下することが示された．運動課題は連続的運動学習課題でなく適応的運動学習課題になるものの，同じように報酬群と罰群に分けて運動学習効果が長期的に維持できるかを調べた研究がある．Abeら[40]は，6時間後の学習維持では報酬群が罰群およびコントロール群（報酬も罰も与えない）と比較して効果が高いことを明らかにした．また，24時間後では，報酬群が2群と比較して学習率が高いだけでなく，罰群とコントロール群では，6時間後と比較して24時間後に運動パフォーマンスのエラーが増加することが示された．さらに，30日後のデータでは，報酬群は良好にパフォーマンスが維持されていたことがわかった．

　報酬とは何も金銭的報酬やパフォーマンスの結果を示すものではない．Izumaら[41]は金銭的報酬だけでなく，他者に褒められてもらうといった社会的報酬であっても，側坐核を含んだ線条体の活性化が認められることを明らかにした．また，より社会的報酬を意識させるうえで，Sugawaraら[42]は「第三者から自分が褒められる」「第三者から他人が褒められる」といった条件でパフォーマンスの変化度合いを確認した．その結果，自分自身が褒められる場合よりパフォーマンスが向上することが明確になった．立位姿勢バランスの制御の向上に関してLewthwaiteら[43]は，自己の結果をフィードバックするコントロール群，自己の結果のフィードバックと他者の低スコア（自身より20％下）を提示するbetter群，自己の結果のフィードバックと他者の高スコア（自身より20％上）を提示するworse群の3群にてバランスコントロール学習の効果を検証した．その結果，better群でその効果が高いことが確認された．一方で，我々は動的立位バランス課題において，自己の結果をフィードバックされるコントロール群，自己の値から20％向上させた値を「同世代の結果」として提示し，「同世代に負けていますので頑張ってください」と激励を加えたhigh target群，自己の値から20％低下させた値を「同世代の結果」として提示し，「すでに同世代より優れていますのでもっと頑張

りましょう」と激励を加えたlow target群の3群に分けてその学習効果を検証した[44]．その結果，high target群はコントロール群やlow target群と比較して効果が最も高いことが確認された．つまり，他者との社会的な関わりの中で，単に有能感を知覚するだけでなく，有能感を知覚するため，自己の欲求を高めるような関わり方が能動的な行動変化をもたらす可能性が考えられた．

先に示した金銭報酬には古くからアンダーマイニング効果が指摘されている[45]．アンダーマイニング効果とは，金銭報酬など外部報酬のみによる動機づけでは，その後，それら報酬が取り除かれた際に意欲が低下する現象を指し，この現象は神経科学的にも明らかにされている[46]．よって，外部報酬は学習者の行動変容および学習効果において限定的な効果であると考えられている．すなわち，外部からだけでなく「学習すべき課題への興味」や「目標への達成感や他者との比較による有能感（自己の成長と変化の知覚）」というように，学習者自身の内面から生じる内発的動機づけも意欲を高める要因であることは古くから指摘されている．このうち，有能感の知覚は他者との関係の中から得られるものであり，賞賛や承認と同様に社会的報酬として意欲を向上させる要因として考えられている．実際に「目標への達成度」として適切なフィードバックの知覚[47]や「目標との比較」においても，金銭付与時と同様の脳活動が認められている[48]．興味深いことに，これらの動機づけではアンダーマイニング効果が出現しないことが示されている．Murayamaら[46]は金銭付与による動機づけと比較して，これら内発的動機づけでは，行動パフォーマンスにおける意欲が維持され，金銭報酬が取り除かれた際にも報酬に関わる脳領域の活性化が持続していたことを明らかにしている．

最近になって，報酬に基づく強化学習には3つの階層に分かれていることが指摘されている（図5.10）[37]．第1層は線条体，側坐核，扁桃体，腹側被蓋野の働きによる行動変容であり，報酬に基づく学習の初期の動機づけの生成に関わる．これに関しては，先に示したドーパミン神経細胞の活性化に基づくメカニズムである．一方，第2層は眼窩前頭皮質を中心とした報酬に対する価値をコードし，学習を継続させるメカニズムである．これは価値の判断と意思決定による学習の動機づけの維持に関わる．また，価値判断では予期

第5章　運動学習の神経メカニズムとそのストラテジー

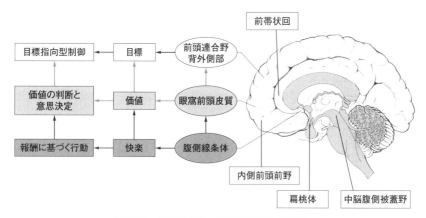

図5.10　報酬価値・行動の神経システム
中脳腹側被蓋野は報酬予測や報酬誤差に応じてドーパミン神経細胞を興奮させる．扁桃体は快情動と不快情動に，前帯状回や眼窩前頭皮質は報酬価値や意志決定に，そして前頭連合野背外側部は目標設定や行動計画，志向性に関わる．

報酬が与えられなかった場合，成功による報酬を達成するための常に報酬価値の判断・変換が行われている．とりわけユニークなのは，negative PREを報酬へ変換する役割も担うということである．平易に言うと，失敗してもそれ（失敗すること）が報酬になるということである．こうしたプロセスはその失敗が続いて新たなスキルを学習することが自分にとって価値あることといった思考の柔軟化に関わる．このプロセスは失敗が徐々に修正されて，さらに洗練された運動スキルを学んでいくに違いないと未来志向的な意識へと変換させていく作用をもつ．第3層は前帯状回や背外側前頭前野の働きによるものであり，今すぐの報酬でなく，将来の報酬を定め，それに向かい目標指向的に行動を認知的制御する手続きであり，目標指向的な課題・学習の際に起こり，動機づけの調整を行う機能をもっている．すなわち，こうした機能を有していることは，ヒトが目先の報酬感のみで満足せず，報酬価値を高めたり修正したりしながら，その報酬感を未来に先延ばしし，その報酬を得るために具体的な目標を立てて，それを自己の身体行動に基づいて認知的に制御していく知性をもった生物であるということを示すものである．この視点は長期的スパンにたったスローダイナミクス（遅い神経可塑性）を起こすリ

5.6 誤差学習システム

誤差検出・修正モデルは，旧ソ連のBernsteinやAnokhinらによって，運動行動の学習理論へと展開された．Bernstein[49]は**図5.11**のように運動制御・学習機構における自己調節システムを図式化した．これは，Swの値に対してIwの値を比較照合し，その差分Δwを符号化装置に送り，そこで運動修正が図られ，その後，運動の調整器へと渡され，運動が制御されるというシステムを示し，これが生命体においては循環し続けるというのがBernsteinの理論である．平易に説明すると，運動の予測（Sw）に対して運動の結果（Iw）が統合され，その統合プロセスにおいて誤差（Δw）が検出されれば，その誤差に基づいて運動プログラムが修正されるというものである．今日ではこの比較照合を行う場所が小脳や頭頂葉に想定されている．

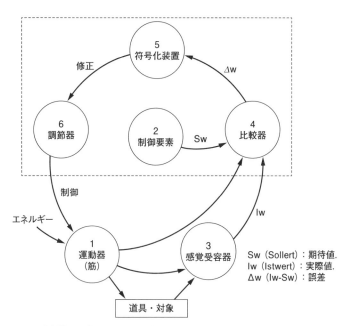

図5.11 運動制御・学習における自己調節システム．ベルンシュタインモデル
（Bernstein N：The co-ordination and regulation of movements. Pergamon Press Ltd., 1967より）

第5章 運動学習の神経メカニズムとそのストラテジー

一方，Anokhin[50]は，運動学習を機能系の神経生理学的メカニズムとして図5.12のように説明を加えている．このメカニズムの要点は，この順序にて

Stage Ⅰ：求心性信号の総合 (afferent synthesis)
　　　　(感覚野や感覚連合野で求心性入力を知覚する段階)

Stage Ⅱ：行為の受納器の完成 (acceptor of action)
　　　　(運動プランが運動前野や補足運動野で表象される段階)

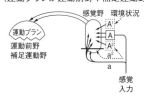

Stage Ⅲ：効果器装置の形成 (formation of the effector apparatus)
　　　　(運動野からの遠心性出力が試みられる段階)

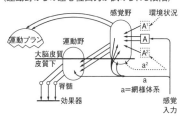

Stage Ⅳ：求心性信号の回帰 (return afferentation)
　　　　(運動に伴う感覚と運動プランが照合される段階)

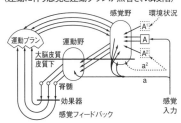

図5.12　Anokhinによる運動学習プロセスモデル

(Anokhin PK：Biology and neurophysiology of the conditioned reflex and its role in adaptive behavior. Pergamon Press Ltd., 1974 より)

第5章　運動学習の神経メカニズムとそのストラテジー

運動学習が成立するというものであり，特に行為の受納器として想定されている運動前野と補足運動野の興奮と求心性信号の情報が比較照合されることが学習プロセスには不可欠であることを強調している．これは小脳における閉ループ制御や，一次運動野からの遠心性コピーと筋紡錘からの求心性情報の誤差照合といった運動出力に対するフィードバックに基づいた運動学習のみならず，運動プログラムと感覚フィードバック情報とが比較照合されることが強調されており，このプロセスを経て運動の予測的制御が築きあげられるとする理論である．

　こうした脳の機能系（functional system）に関する理論では，運動を「行為を遂行するために外界から適切な情報を選択する手段」と捉え，意識経験や意思決定の重要性を強調する．運動機能回復を学習と捉えるのであれば，この比較照合プロセスが運動機能回復の根底に存在する学習の機序であると言えよう．したがって，中枢神経系の機能的再組織化のためには，意図（予期）と結果を比較照合するプロセスが必要であり，それを活性化されるリハビリテーション介入が求められる．

　ヒトの上肢の巧みな動きは物を掴む，握る，そして操作するといった道具の介在によって生まれる．道具操作は意図した運動制御であるが，その運動の認知的制御のためには，運動の学習・習熟が求められることは言うまでもない．技術人の熟練，熟達した動きにも不慣れな時期があったはずであろう．無駄な動きの介入，円滑化されていない筋活動（freezing）など，自らがイメージした動きとはかけ離れたものが学習初期にはあるわけである．この誤差が生じている時，小脳の役割は大きい．Kawatoらはこうしたヒトが運動学習していくプロセスについて，小脳におけるフィードバック誤差学習（feedback-error learning）と理論化した（図5.13）[51]．今日では，こうした学習システムは「運動学習における比較照合モデル」として認識されている[53,54]．

　新たな運動を始めた初期にみられる試行錯誤の段階では，意図と結果の間に誤差が起こり，繰り返すことで運動の誤差の修正（フィードバック誤差学習）が行われる．一方，学習終盤になって運動が自動化してきた際には，フィードフォワード制御を用いることで運動が円滑かつ無意識に行えるようになる．学習初期は意図した運動予測と実際の運動結果の誤差を小脳が検出

第5章 運動学習の神経メカニズムとそのストラテジー

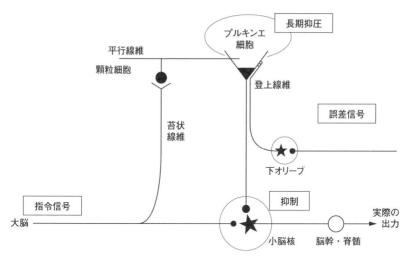

図5.13 小脳の構造とその働き
(Ito M et al：Long-lasting depression of parallel fiber-Purkinje cell transmission induced by conjunctive stimulation of parallel fibers and climbing fibers in the cerebellar cortex. Neurosci Lett 33：253-258, 1982より)

し，その誤差を大脳が修正し，末梢器官に対して適切な運動指令を与えることで運動の精度やスキルが上がる．この運動学習には小脳の長期抑圧機能が関係する（図5.13）[53]．図に示したように，運動指令は外側皮質脊髄路を通じて遠心性出力として脊髄運動細胞を興奮させ，実際に筋を収縮させ実運動を起こす．この運動指令のコピー情報が遠心性コピー（efference copy）として，苔状線維を通じて小脳皮質の平行線維に入る．一方，実際の運動後に起こる誤差信号は，下オリーブ核を介して登上線維を通じてプルキンエ細胞に入る．プルキンエ細胞は誤差信号を生み出す平行線維（誤った運動プログラム）を長期的に抑圧し，最適化されたもの（洗練された運動プログラム）のみを残す．このメカニズムを長期抑圧（long-term depression：LTD）と呼ぶ．このように，小脳が学習機能をもつことはItoら[54,55]によるプルキンエ細胞の長期抑圧の研究などから知られている．

ここで示された長期抑圧とは，特定の様式で入力線維に刺激を加えたり，複数の入力線維を適当な組み合わせで刺激することにより，それらの刺激後にシナプスの伝達効率が対照に比べて長期間にわたり減弱する現象のことで

あり，シナプスに蓄えられた情報を消去することにより，神経可塑性を維持する仕組みである．今日，小脳皮質のプルキンエ細胞の興奮性シナプスで観察される長期抑圧は，小脳における運動学習メカニズムの根幹として考えられている．この一連のプロセスによって，小脳内に運動記憶・痕跡（内部モデル）が形成される．小脳核からこの洗練されたモデルに基づくプログラムが，今度は大脳の一次運動野に情報として送られ，運動指令が調整・実行される．この機能が運動のフィードフォワード制御である．通常，運動学習の初期には，この誤差修正システムを用いたいわゆる「教師あり学習」が作動する．この学習プロセスは，たとえば上肢の到達運動であれば「意図した運動軌道」と「実現した運動軌道」のずれ（誤差）を伝達する手続きである．一方，学習後期には，誤差学習により「内部モデル（最適な運動指令）」を形成することでフィードフォワード制御を可能にする．初期は小脳が広範囲に活性化するが，後期は限局した小脳の活性化が起こる．

リハビリテーションにおいては，期待される運動感覚の惹起を伴う運動感覚の予測と実際の運動感覚フィードバックの比較による誤差検出・修正の脳内システムを作動させる手続きが必要になる．運動感覚の予測を顕在化するものが前章で示した運動イメージの想起である．我々は，この誤差学習システムを利用していくつかの臨床研究を実施しているが，総じて足底知覚の誤差学習課題を行うと，姿勢制御時ならびに歩行制御時の立位バランスの安定化が促進されることを健常若年者，高齢者，脳卒中患者を対象に明らかにした（図5.14）[56-60]．トレーニングにおいて誤差をどのように与えるか検討した研究では，トレーニング直後のパフォーマンス向上といった即時的な効果を求める場合は，一定の間隔で誤差を与えるブロック学習が効果的であるが，24時間後に学習が定着しているかをみた場合では，誤差をランダムに与えるランダム学習の方が，効果が持続することが明らかになっている[61]．

5.7　運動の内部モデルとは何か

運動学習によって小脳の活性化が起こることはわかったが，先に述べたように学習初期と後期は役割が異なることが考えられている．以前は，運動学習の初期には小脳で広範囲かつ強い活性化がみられ，学習が進むにつれて活

第5章　運動学習の神経メカニズムとそのストラテジー

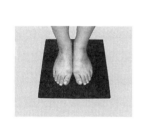
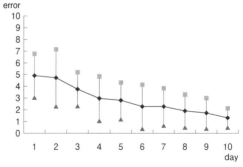

図5.14　足底知覚における誤差学習課題の概要
左はラバーマットの上の立位姿勢．ラバーマットは硬さの異なるものを5種類用意する．これらは硬さは異なるが，大きさ，高さ，素材は同じものである．あらかじめ系列的に知覚学習した後，被験者は足底にランダムに敷かれたマットの硬さを回答するように求められる．その際，右のように開始直後はエラーが多いが，徐々にそのエラーが減少する．エラーが減少した後（2週間後），再度姿勢バランスに関連するパラメータを測定したところ，姿勢バランスの安定化が確認された．

(Morioka S et al：Influence of perceptual learning on standing posture balance: repeated training for hardness discrimination of foot sole. Gait Posture 20：36-40, 2004 より)

動範囲も狭小化し，その強度も減少すると言われてきた．これは，小脳はあくまでも誤差信号として学習初期のみに関与し，その後は他の領域がその制御中枢となることを示すといった見解が主流であったからである．このように誤差と比例して小脳活動が上昇することが明らかにされる一方で，誤差と無関係にも小脳が活動することも判明した[62]．どうやら小脳に運動記憶に関する情報が蓄積されているらしい．

　いわゆる学習初期は動作のなめらかさがなく，やや硬直した状態にて運動が行われるが，この際，感覚フィードバックを頼りに運動制御を行っている．この段階では，積極的に誤差信号を大脳皮質に伝える小脳活動を反映している．今日では，学習後期には動作のなめらかさが出現して無駄な動きがなくスムーズに制御することができ，小脳の活性化も減弱化されるが，あるラインで小脳活動がキープされているのは，獲得された運動記憶であるモデル，すなわち内部モデル（internal model）の活動が反映されていると理解されている[62]（**図5.15**）．

第5章　運動学習の神経メカニズムとそのストラテジー

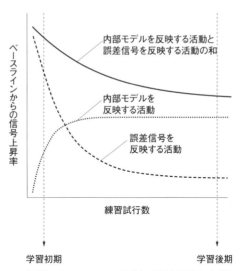

図5.15　小脳における2つの役割；誤差調整と内部モデル

学習初期には誤差信号を反映する活動が高いが，後期に至るまでに内部モデルを反映する活動が高くなってくる．その後，内部モデルを反映する活動は維持されている．

(Imamizu H et al：Human cerebellar activity reflecting an acquired internal model of a new tool. Nature 403：192-195, 2000 より))

　ヒトは今まで操作したことのないコップを最初に持ち上げる時にもその重さを予測し，指先や上肢全体の適切な力を生成することができる[63-67]．この予測も普段の日常生活で使い慣れている物体から獲得した内部モデル[68-70]を選択している．Gordonら[66]は，運動制御は過去の経験による記憶，すなわち学習された内部モデルに基づいて行われているとし，この内部モデルはリアルタイムな知覚情報が過去の経験とともに運動プログラムに統合されることによって形成されると述べている．この随意運動における内部モデルとは「望ましい運動軌道から，それを実現するために必要な運動指令を予測する（逆モデル）」「運動指令の遠心性コピーと身体からの感覚情報から現在の状態を推定し，運動指令の結果の状態として視覚や自己受容感覚で得られる感覚フィードバックを予測する（順モデル）」の2つで構成されている．現代の科学では図5.16のように整理され，ヒトのなめらかな運動にはこの制御システムが関与していると認識されている[71]．これは最終的には，中枢神経系の内

第5章　運動学習の神経メカニズムとそのストラテジー

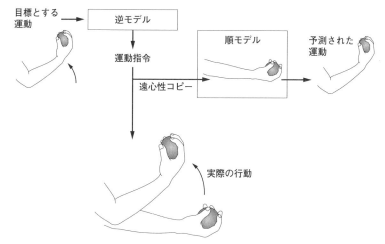

図5.16　運動制御における内部モデルの役割
(Kandel E：カンデル神経科学（金澤一郎, 監訳）. メディカル・サイエンス・インターナショナル, 2014より)

部前向きモデル (forward model) に基づき，対象の感覚フィードバック量の予測 (sensory consequence) が行われることを示している．

　学習された運動・動作であっても予測を誤り，誤差信号を大いに発生させる場合がある．大きさ-重さの錯覚 (size-weight illusion；別名Charpentier's effect) といったおもしろい現象があるが，これは同じ重さで大きさが違う物体を持ち上げる時，小さい方が重いと感じる知覚現象[72]である．Flanaganら[73]はきわめて軽量の物体（図5.17）を把持して持ち上げる作業中における掴み力 (grip force) と持ち上げ力 (load force) を同時に測定することで，これら2つが同期していることを見出し，ヒトは内部モデルを用いて制御に必要な力を予測し，物体の持ち上げ運動の制御を行っていることを示した．ここで注目すべきは，第一に同じ重さにもかかわらず，運動初期は大きい物体の掴み力・持ち上げ力が大きいことである．これは運動の内部モデルに基づいたフィードフォワード制御である．一方，試行を繰り返すことにその差がなくなっている．すなわち注目すべき2つめはフィードバック誤差学習がリアルタイムな練習によって起こっていることである．我々は，大きさの異なる2つの容器を持ち上げる際の筋活動を持続的に記録した（図5.18A）[74]．そ

第5章 運動学習の神経メカニズムとそのストラテジー

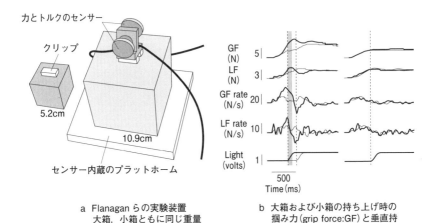

a Flanaganらの実験装置
　大箱，小箱ともに同じ重量

b 大箱および小箱の持ち上げ時の
　掴み力(grip force:GF)と垂直持
　ち上げ力(load force:LF)

図5.17　異なる大きさで同じ重さの箱を持ち上げる時の筋出力の違い
(Flanagan JR et al：Independence of perceptual and sensorimotor predictions in the size-weight illusion. Nat Neurosci 3：737-741, 2000 より)

の結果，1試行では大きな容器に対して，より大きな筋放電を起こしていることがわかった．また小さな容器に対してはより小さな筋放電を起こし，両者の差は5試行めではほとんどないことが明らかになった．ここまでは先行研究と同じであるが，この研究で新たに明らかになったことは，1試行の最中ですでに小さな容器に対して筋放電を高める現象が認められたことである．**図5.18B**の①のように0.25秒時ですでに筋放電を高めていることが確認され，その放電は大きな容器を上回っている．おおよそこの時間は意識にのぼる時間とマッチングしている．Libetら[75]は感覚情報が体性感覚野に到達するまでには0.1秒かかり，それが皮質内過程を経由して意識に至るまでには0.3秒程度かかることを明らかにした．この研究結果においても，0.05秒の時点では過去の記憶に基づく内部モデルによって大きい容器の持ち上げ時の筋活動が大きかったが，0.25秒の時点でそれは逆転した．これは大きさ－重さの錯覚によって重さの意識が生じ，フィードバックに基づいて筋活動が修正されたことが考えられる．すなわち，外部視覚情報と内部モデルから，被験者は小容器の重さが軽いと予測したが，主観的な重さの感覚フィードバック情報との間に誤差が生じ，それが小脳を中心とした中枢神経系で比較照合

第5章 運動学習の神経メカニズムとそのストラテジー

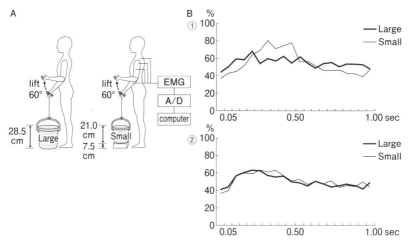

図5.18 持ち上げ運動課題の模式図（A）と実験結果（B）
Bの結果は持ち上げ運動の主動作筋である上腕二頭筋の%IEMGの平均値の変化（持ち上げ開始から1.00秒まで）．①は1試行時．持ち上げ開始から0.05秒の間ではsmall（小容器）持ち上げ時が低値を示したが，0.20〜0.25秒の間ではLarge（大容器）持ち上げ時よりもsmall持ち上げ時が高値を示している．②5試行時．開始から0.05秒間ではsmall持ち上げ時が低値であったが，その後は大きな差異が認められない．

(Morioka S et al：The influence of size perception and internal modeling on the control process while lifting. J Physiol Anthropol 25(2)：163-169, 2006より)

（フィードバック誤差学習モデル）され，持ち上げ課題達成のために新たな運動単位の動員が図られることによって運動の制御が修正されたわけである．

5.8 認知機能を活かした学習システム；イメージ・ワーキングメモリ

　たとえば，イヌとネコを分類する際には何らかの手本（教師，両親，メディア，本など）になるものが必要である．しかしながら，そういった手本なしに多数のサンプルの相関や統計的な偏りをもとにそれらをクラス化し，特徴を分類したりするのが教師なし学習の特徴であり，これは自己組織化（self organization）とも呼ばれている．運動学習の場合，運動の情報を保持するといった特徴があり，大脳皮質には身体座標系を用いた運動情報を保持する領域がある．それが頭頂葉である．

第5章　運動学習の神経メカニズムとそのストラテジー

適応運動学習課題において，特に学習初期にて下頭頂小葉が活性化する[76]．連続的運動学習課題においても，特に新しい課題で頭頂葉が活動を高める[77]．視覚だけなく聴覚性の学習課題でも頭頂連合野が活動する[78]など，古くから頭頂葉は運動学習にとって欠かせない領域として認識され，特に学習初期に活動を上昇させることは，試行錯誤のプロセスの中，各種感覚情報を統合し，記憶化している手続きによるものと考えられている．頭頂葉は体性感覚情報処理，視覚情報処理の両者に関係するが，運動学習の効果においては，できる限り視覚に依存させない方が有意な学習効果を示すことが明らかになっている[79]．

Oishiら[80]は，運動学習手続きによって，高いパフォーマンスを得た群では楔前部の活性化を認めるものの，低いパフォーマンスに止まった群では楔前部の活性化がなかったことを報告した．さらにこの研究では，高いパフォーマンス群では学習初期から中期にかけて楔前部の活性化を認め，学習後期では楔前部から，前頭葉の運動関連領域に活性化が移行するといったダイナミックな脳の可塑性を生み出すのに対して，低いパフォーマンス群では，すべての学習段階において楔前部の活性化が起こらないことが示された．とりわけ，パフォーマンスである反応時間の改善と楔前部の活動に正の相関がみられることが示された．この活性化は，自らの身体イメージに関連したものとして考えられており，運動学習プロセスを通じて身体イメージが更新されていくと考えられている．

近年，身体イメージに関係する頭頂葉と，先に示した誤差学習システムに関与する小脳との神経ネットワークが，運動学習にとって重要であることがわかってきた[81]．運動の内部モデルには逆モデルと順モデルがあることを示したが，逆モデルは運動軌道に関連した運動指令であることから，上肢の到達運動に関係する神経ネットワークを用いる．ゆえに，頭頂葉では上頭頂小葉が関わり，小脳との神経ネットワークを通じて大脳-小脳連関を構築し，これらがシステムとして運動学習を支えている．一方，順モデルは最終的には視覚や自己受容感覚で得られる感覚フィードバックを予測することであり，これは道具に接触することをシミュレーションする機能でもある．ゆえに上肢の把握運動に関係する神経ネットワークを動員するが，その際，下頭

第5章 運動学習の神経メカニズムとそのストラテジー

頂小葉と小脳との間の大脳 - 小脳連関も作動される．

一方で，文脈情報に基づく予測的な運動制御には，頭頂葉と小脳との間の神経ネットワークが構築されるだけでなく，背外側前頭前野との神経ネットワークも構築される[82]．運動学習課題の場合，古くから前頭前野は練習を開始して数時間以内に活動し，運動が習熟するにつれてその活動は減少することが確認されている[83]．このように前頭前野は主に学習初期に関わり，その際，感覚運動連合の一時的な貯蔵に関わることが示唆されている．この一時的な貯蔵には，注意やワーキングメモリが関与しているが，運動学習プロセスにおいて注意機能やワーキングメモリを作動させることに対して前頭前野の機能が関わっているといえよう．

Seidlerら[84]は，視覚的な適応的運動学習課題の学習初期の段階において，その運動学習の程度（エラー学習率）と空間性のワーキングメモリの成績に相関があることを報告した．この際，運動学習課題および空間性ワーキングメモリ課題の両方で共通して活動した領域は，右背外側前頭前野と両側の下頭頂小葉であった．またAngueraら[85]は，ワーキングメモリが良好な者ほど，初期の運動学習率が高いことを明らかにした．しかしながら，ワーキングメモリを高めるようなトレーニングをしても運動学習には影響を与えないことも同時に明らかにされた．この結果から，あくまでも運動学習課題の最中に作動する課題特異的な注意機能やワーキングメモリが，運動学習に関与することが明らかになった．我々もワーキングメモリの容量が大きい群と小さい群に分け，それぞれの群に対してstroop課題（認知課題）を行いながら立位姿勢バランスを制御（運動課題）するといった二重課題を行わせ，その際の足圧中心動揺を記録した[86]．結果，両脚立位でバランス制御をしている際には両群に差がみられないものの，片脚立位でバランス制御をしている際には，ワーキングメモリ容量が小さい群がより揺らぎが増大することが明らかになった．さらに，その二重課題の最中の脳活動の記録を行ったところ，両脚立位で二重課題をしている際には両群の脳活動に差異がみられないものの，片脚立位で二重課題を行っている際には，ワーキングメモリ容量が大きい群において有意な背外側前頭前野の活性化を認めた[87]．この結果は，バランスが不安定な状況になると，ワーキングメモリ容量が大きい者は背外側前

第5章　運動学習の神経メカニズムとそのストラテジー

頭前野をより活性化させ，注意機能を賦活させ課題を遂行する能力が高いことが示された．このように認知機能と運動制御はある文脈化でその結合が高まる．前頭前野の運動学習への関与に関しては，課題情報の一時的保持，注意および行動の制御，目標設定，行動企画，カテゴリ化，行動結果のモニタリング，結果の評価などに関わり，これらは教師なし学習プロセスにとって重要な機能である．

　我々は65歳以上の高齢者を対象とした介入研究において，バランストレーニングに認知課題を加えた二重課題をトレーニングとして介入した．その結果，単純なバランストレーニングを行った群に比べて二重課題を行った群において，Timed Up and Go testやFunctional Reach Testの向上，さらには足圧中心動揺値が減少することが明らかにされた[88]．このように二重課題をトレーニングに用いることは姿勢バランス能力向上に寄与していることが考えられる．一方で，最近の我々の研究では，「自分の体の動揺に集中して可能な限り動揺しないようにして下さい」と指示する随意的制御条件，数字7個を覚えながら立位保持を行う「自動的制御条件」，そして「リラックスして立っておいて下さい」と指示しただけの「コントロール条件」を設け，これらの条件で足圧中心動揺値を比較した[89]．3つの条件の中で自動的制御条件がいわゆる二重課題になる．結果，随意的制御条件，自動的制御条件ともにコントロール条件より前後左右の動揺の振幅が減少する結果となった．このことは随意的制御も自動的制御も姿勢動揺を減少させることを意味する．しかし，動揺速度や平均パワー周波数は異なる結果が示された．自動的制御条件はコントロール条件と差がなく，自然な制御が行われているのに対して，随意的制御条件は他の2条件と比べてかなり速く動揺していることが確認されるとともに，平均パワー周波数の結果から，頻回な姿勢調節を行っていることが確認された．すなわち，量的指標は変わらないものの質的指標は異なる結果を表し，より自然な形で立位姿勢制御を行うのに二重課題トレーニングが適していることが考えられた．しかしながら，この制御プロセスに大脳皮質が関与しているかは明確でなく，今後の研究が必要である．

　いずれにしても，大脳皮質は注意などによる誤差の修飾といった教師あり学習に関与するのみならず，報酬の価値判断と将来の報酬への意思決定と

いった強化学習にも近年関与することが確認されており，学習プロセスのあらゆる情報をオンラインにて処理することによる自己組織化を担う学習に大きく関与している．

引用文献

1) Schmidt RA：Motor control and learning. In：Human kinetics Publishers, Inc, Champaign, 1998.
2) Adams JA：A closed-loop theory of motor learning. J Motor Behav 3：111-149, 1971.
3) Kawashima R et al：Regional cerebral blood flow changes in human brain related to ipsilateral and contralateral complex hand movements - a PET study. Eur J Neurosci 10：2254-2260, 1998.
4) 内藤栄一：運動習熟のメカニズム．臨床スポーツ医学 21：1057-1065, 2004.
5) Hellebrandt FA et al：Cross education. The influence of bilateral exercise on the contralateral limb. Arch Phys Med Rehabili 28：76-85, 1947.
6) Kruse RD et al：Bilateral effects of unilateral exercise：experimental study based on 120 subjects. Arch Phys Med Rehabil 39：371-376, 1958.
7) Panin N et al：Electromyographic evaluation of the "cross exercise" effect. Arch Phys Med Rehabil 42：47-52, 1961.
8) 高松鶴吉：Cross Education に関する実験的研究．医学研究 36：119-135, 1966.
9) Bostan AC et al：The cerebellum and basal ganglia are interconnected. Neuropsychol 20：261-270, 2010.
10) Ma L et al：Changes in regional activity are accompanied with changes in inter-regional connectivity during 4 weeks motor learning. Brain Res 1318：64-76, 2010.
11) Sadato N et al：Complexity affects regional cerebral blood flow change during sequential finger movements. J Neurosci 16：2691-2700, 1996.
12) Kawashima R et al：Activity in the human primary motor cortex related to ipsilateral hand movements. Brain Res 663：251-256, 1994.
13) Kawashima R et al：Functional anatomy of GO/NO-GO discrimination and response selection - a PET study in man. Brain Res 728：79-89, 1996.
14) Kawashima R et al：Regional cerebral blood flow changes of cortical motor areas and prefrontal areas in humans related to ipsilateral and contralateral hand movement. Brain Res 623：33-40, 1993.
15) Kim SG et al：Functional magnetic resonance imaging of motor cortex：

hemispheric asymmetry and handedness. Science 261:615-617, 1993.
16) Kawashima R et al：Functional organization of the human primary motor area: an update on current concepts. Rev Neurosci 5:347-354, 1994.
17) Matsuo A et al：Enhancement of precise hand movement by transcranial direct current stimulation. Neuroreport 22:78-82, 2011.
18) Chang Y：Reorganization and plastic changes of the human brain associated with skill learning and expertise. Front Hum Neurosci 8:35, 2014.
19) Sampaio-Baptista C et al：Gray matter volume is associated with rate of subsequent skill learning after a long term training intervention. NeuroImage 96:158-166, 2014.
20) Patel RP et al：Functional Brain Changes Following Cognitive and Motor Skills Training: A Quantitative Meta-analysis. Neurorehabil Neural Repair 27:187-199, 2013.
21) Park JW et al：Dynamic changes in the cortico-subcortical network during early motor learning. NeuroRehabilitation 26:95-103, 2010.
22) Lohse KR et al：Motor skill acquisition across short and long time scales: A meta-analysis of neuroimaging data. Neuropsychologia 59:130-141, 2014.
23) Dayan E et al：Neuroplasticity subserving motor skill learning. Neuron 72:443-454, 2011.
24) Albert NB et al：Resting human brain and motor learning. Current Biology 19:1023-1027, 2009.
25) Taubert M et al：Long-term effects of motor training on resting-state networks and underlyingbrain structure. NeuroImage 57:1492-1498, 2011.
26) Wu J et al：Resting-state cortical connectivity predicts motor skill acquisition. Neuroimage 91:84-90, 2014.
27) Nakano H et al：Changes in electroencephalographic activity during observation, preparation, and execution of a motor learning task. Int J Neurosci 123:866-875, 2013.
28) Taubert M et al：Long-term effects of motor training on resting-state networks and underlyingbrain structure. Neuroimage 57:1492-1498, 2011.
29) Hiyamizu M et al：Effects of self-action observation on standing balance learning: A change of brain activity detected using functional near-infrared spectroscopy. NeuroRehabilitation 35:579-585, 2014.
30) Doya K：Complementary roles of basal ganglia and cerebellum in learn-

ing and motor control. Curr Opin Neurobiol 10:732-739, 2000.
31) Nishimura Y et al：Neural substrates for the motivational regulation of motor recovery after spinal-cord injury. PLoS One 6:e24854, 2011.
32) Wolpaw JR：Spinal cord plasticity in acquisition and maintenance of motor skills. Acta Physiol (Oxf) 189:155-169, 2007.
33) Hosp JA et al：Dopaminergic meso-cortical projections to m1: role in motor learning and motor cortex plasticity. Front Neurol 4:145, 2013.
34) Kunori N et al：Voltage-sensitive dye imaging of primary motor cortex activity produced by ventral tegmental area stimulation. J Neurosci 34:8894-8903, 2014.
35) Schultz W：Behavioral dopamine signals. Trends Neurosci 30:203-210, 2007.
36) Schultz W：Predictive reward signal of dopamine neurons. J Neurophysiol 80:1-27, 1998.
37) Kim SI：Neuroscientific model of motivational process. Front Psychol 4:98, 2013.
38) Bern GS et al：Predictability modulates human brain response to reward. J Neurosci 21:2793-2798, 2001.
39) Wachter T et al：Differential effect of reward and punishment on procedural learning. J Neurosci 29:436-443, 2009.
40) Abe M et al：Reward improves long-term retention of a motor memory through induction of offline memory gains. Curr Biol 21:557-562, 2011.
41) Izuma K et al：Processing of social and monetary rewards in the human striatum. Neuron 58:284-294, 2008.
42) Sugawara SK et al：Social rewards enhance offline improvements in motor skill. PLoS One 7:e48174, 2012.
43) Lewthwaite R et al：Social-comparative feedback affects motor skill learning. Q J Exp Psychol 63:738-749, 2010.
44) Hiyamizu M et al：Effect of presenting the target on the physical performance in healthy people; A preliminary study. J Nov Physiother S1:010, 2012.
45) Deci EL et al：A meta-analytic review of experiments examining the effects of extrinsic rewards on intrinsic motivation. Psychol Bull 125:627-668,1999.
46) Murayama K et al：Neural basis of the undermining effect of monetary reward on intrinsic motivation. PNAS 107:20911-20916, 2010.
47) Kotani Y et al：Effects of information and reward on stimulus-preceding negativity prior to feedback stimuli. Psychophysiol 40:818-826, 2003.

48) Qiu J et al : The impact of social comparison on the neural substrates of reward processing: an event-related potential study. Neuroimage 49:956-962, 2010.
49) Bernstein N : The co-ordination and regulation of movements. Pergamon Press Ltd., 1967.
50) Anokhin PK : Biology and neurophysiology of the conditioned reflex and its role in adaptive behavior. Pergamon Press Ltd., 1974.
51) Kawato M et al : A hierarchical neural-network models for control and learning of voluntary movement. Biol Cybern 57:169-185, 1987.
52) Raymond JL et al : The cerebellum: a neuronal learning machine? Science 272:1126-1131, 1996.
53) Ito M et al : Long-lasting depression of parallel fiber-Purkinje cell transmission induced by conjunctive stimulation of parallel fibers and climbing fibers in the cerebellar cortex. Neurosci Lett 33:253-258, 1982.
54) Ito M et al : Climbing fibre induced depression of both mossy fibre responsiveness and glutamate sensitivity of cerebellar Purkinje cells. J Physiol 324:113-134, 1982.
55) Ito M : Mechanisms of motor learning in the cerebellum. Brain Res 886:237-245, 2000.
56) Morioka S et al : Effects of perceptual learning exercises on standing balance using a hardness discrimination task in hemiplegic patients following stroke: a randomized controlled pilot trial. Clin Rehabil 17:600-607, 2003.
57) Morioka S et al : Influence of perceptual learning on standing posture balance: repeated training for hardness discrimination of foot sole. Gait Posture 20:36-40, 2004.
58) Morioka S et al : Effects of plantar hardness discrimination training on standing postural balance in the elderly: a randomized controlled trial. Clin Rehabil 23:483-491, 2009.
59) Morioka S et al : Effects of plantar perception training on standing posture balance in the old old and the very old living in nursing facilities: a randomized controlled trial. Clin Rehabil 25:1011-1020, 2011.
60) Nakano H, Nozaki M, Ueta K, Osumi M, Kawami S, Morioka S : Effect of a plantar perceptual learning task on walking stability in the elderly: a randomized controlled trial. Clin Rehabil 27:608-615, 2013.
61) Schweighofer N et al : Mechanisms of the contextual interference effect in individuals poststroke. J Neurophysiol 106: 2632-2641, 2011.
62) Imamizu H et al : Human cerebellar activity reflecting an acquired inter-

nal model of a new tool. Nature 403:192-195, 2000.
63) Westling G et al: Factor influencing the force control during precision grip. Exp Brain Res 53:277-284, 1984.
64) Johansson RS et al: Roles of glabrous skin receptors and sensory motor memory in automatic control of precision grip when lifting rougher or more slippery objects. Exp Brain Res 56:550-564, 1984.
65) Gordon AM et al: The integration of haptically acquired size information in the programming of manipulative forces during precision grip. Exp Brain Res 83:483-488, 1991.
66) Gordon AM et al: Visual size cues in the programming of manipulative forces during precision grip. Exp Brain Res 83:477-482, 1991.
67) Gordon AM et al: Memory representation underlying motor commands used during manipulation of common and novel objects. J Neurophysiol 69:1789-1796, 1993.
68) Ito M: Neurophysiological aspects of the cerebellar motor control system. Int J Neurol 7:162-176, 1970.
69) Kawato M: Internal models for motor control and trajectory planning. Curr Opin Neurobiol 9:718-727, 1999.
70) Kawato M et al: A computational model of four regions of the cerebellum based on feedback-error learning. Biol Cybern 68:95-103, 1992.
71) Kandel E: カンデル神経科学(金澤一郎, 監訳). メディカル・サイエンス・インターナショナル, 2014.
72) Murray DJ et al: Charpentier (1891) on the size-weight illusion. Percept Psychophys 61:1681-1685, 1999.
73) Flanagan JR et al: Independence of perceptual and sensorimotor predictions in the size-weight illusion. Nat Neurosci 3:737-741, 2000.
74) Morioka S et al: The influence of size perception and internal modeling on the control process while lifting. J Physiol Anthropol 25(2):163-169, 2006.
75) Libet B et al: Subjective referral of the timing for a consciousness sensory experience; A functional role for the somatosensory specific projection system in man. Brain 102:193-224, 1979.
76) Deiber MP et al: Frontal and parietal networks for conditional motor learning: a positron emission tomography study. J Neurophysiol 78:977-991, 1997.
77) Jenkins IH et al: Motor sequence learning: a study with positron emission tomography. J Neurosci 14:3775-3790, 1994.
78) Kawashima R et al: Human cerebellum plays an important role in mem-

ory-timed finger movement: an fMRI study. J Neurophysiol 83:1079-1087, 2000.
79) Ikegami T et al : Intermittent visual feedback can boost motor learning of rhythmic movements: evidence for error feedback beyond cycles. J Neurosci 32:653-657, 2012.
80) Oishi K et al : Activation of the precuneus is related to reduced reaction time in serial reaction time tasks. Neurosci Res 52:37-45, 2005.
81) Imamizu H et al : Neural correlates of predictive and postdictive switching mechanisms for internal models. J Neurosci 28:10751-10765, 2008.
82) Imamizu H et al : Brain mechanisms for predicitve control by switching internal models: implications for higher-order cognitive functions. Psychol Research 73:527-544, 2009.
83) Shadmehr R et al : Neural correlates of motor memory consolidation. Science 277:821-825, 1997.
84) Seidler RD et al : Neurocognitive contributions to motor skill learning: the role of working memory. J Mot Behav 44:445-453, 2012.
85) Anguera JA et al : The effects of working memory resource depletion and training on sensorimotor adaptation. Behav Brain Res 228:107-115, 2012.
86) Fujita H et al : Effects of the central executive on postural control. J Mot Behav 48:270-276, 2016.
87) Fujita H et al : Role of the frontal cortex in balance control while dual tasking: a functional near-infrared spectroscopy study examining working memory capacity. BioMed Res Int 2016:7053867, 2016.
88) Hiyamizu M et al : Effects of dual task balance training on dual task performance in elderly people: a randomized controlled trial. Clin Rehabil 26:58-67, 2012.
89) Ueta K et al : Effects of voluntary and automatic control of center of pressure sway during quiet standing. J Mot Behav 47:256-264, 2015.

第2部

第6章
脳・神経科学に基づいた脳卒中リハビリテーション

6.1 ニューロリハビリテーションとは

　近年，リハビリテーション医学領域においても脳・神経科学の成果を応用しようとする試みがある．この流れから生まれた用語がニューロリハビリテーション（Neurorehabilitation）である．成書によれば，ニューロリハビリテーションは「神経系の損傷あるいは疾患によって起こる機能障害の回復を最大限に引き起こす臨床専門分野である」と定義されている[1]．このような対象を神経障害に限ったNeurological Rehabilitationでなく，運動制御・学習に関する脳科学的知見に関しても積極的に取り入れ，対象を神経障害だけでなく運動器疾患や疼痛などへと拡大する考えもある．これをNeuroscience-based Rehabilitationと呼び，ニューロリハビリテーションはその略称とする考え方も多い．筆者もニューロリハビリテーションを「ニューロサイエンスと連携し，損傷後の神経機能回復の促進を目的にしたリハビリテーション手続き」と定義している[2]．この定義にいくつかの用語を補足すると，ニューロリハビリテーションとは，「神経機能回復に基づく身体機能の回復，それに基づく身体運動・目標志向的な行為・社会的行動の学習を目的とした治療的介入のことを指し，そして，その治療の目的は行動の観点から，神経可塑性のメカニズムを後押しして機能マップ（脳のなかの身体地図や身体表象）を再組織化させることである」と説明することができる．

　第1章から第2章でも述べたように，脳の修復とは，脳損傷後の構造や機能の回復におけるいくつかの側面であり，それは自然的または治療的に導か

れるプロセスである．一方，中枢神経系障害からの再組織化は，軸索が損傷された後，いくつかのプロセスによって破綻をきたしたネットワーク機能が回復し，それにより運動や認知機能が回復していくという考え方に立脚する．それがアンマスキングや軸索の側芽[3]であることは**第2章**で述べた（**図2.4**）．その一方で，非梗塞部分の運動皮質領域内の灰白質の減少が運動障害の程度に関係したり，その運動皮質領域と連絡する複数の脳領域の灰白質減少がリハビリテーションによる運動回復の予後に影響を与えることも示唆されている[4]．こうした事実は，梗塞巣から離れた脳の健常部分の灰白質の萎縮が運動障害に影響することを示している．このような脳内現象が起こる理由としては，知覚経験の減少に基づく不動の学習が考えられている．これによって出現するのが学習性不使用（non-learning dependent）であり，難易度に基づくスキルを要求した運動学習課題を適切に与えなければ，学習性不使用といった現象が容易に起こると考えられている[5]．したがって，ニューロリハビリテーションの実践の目的は，運動学習に則った戦略的課題を対象者に提供し，そして，学習性不使用に起因する運動関連領域の縮小化を防ぐ，あるいはそれら領域を拡大・再組織化させることであると言えよう．

　今日の神経機能回復に関する科学的知見から，ニューロリハビリテーションの要点は，治療量，豊かなリハビリテーション環境，チーム医療，課題指向型練習，段階的な難易度設定，フィードバックの量・質があげられており，このうち課題指向型練習や段階的な難易度設定は，運動技能向上や脳の中の身体地図の変化からも強く推奨されている．単純運動の繰り返しよりも，スキル要求運動の練習が機能回復を促進させる[6]ことから，治療や作業場面では臨機応変に難易度を調整することが戦略的に求められる．また，フィードバックに関しても，単純に結果の知識を与えるよりも，その性質を吟味し，それが前出してきた報酬学習や誤差学習に関連した神経メカニズムを働かせるよう配慮することが求められる．

　いずれにしても，脳卒中後の片麻痺に代表される運動障害に対するリハビリテーションの基本的戦略については，**第1章〜第5章**までに述べてきた内容であることは間違いないが，以降はそれらの知見を整理しつつ，回復段階別の基本的戦略に絞って述べたい．一方で，ニューロリハビリテーションの

第6章　脳・神経科学に基づいた脳卒中リハビリテーション

概念のもと，さまざまな治療法が開発されているが，その具体的な手続きに関してはそれぞれの成書を参照いただきたい．加えて，従来からの基本動作練習，あるいは神経生理学的手法や認知的介入として位置づけられるさまざまな治療も細かくは取り上げず，ここでは病期ならびに神経メカニズムの視点からの基本的戦略にとどめたい．各種メソドロジーに関する治療手段はそれらを細かく解説している成書に譲りたい．

6.2 急性期から回復期における基本的戦略

残存皮質脊髄路の興奮性は急性期から急速に減衰して3か月で消失すると言われている（図6.1）[7,8]．この残存皮質脊髄路の興奮性の減衰は，中枢神経系でも起こるワーラー変性などの神経変性が関係する[9]．また，逆行性変性や経シナプス変性も起こし，最終的には正常な神経細胞体も順次変性していく．こうした理由から，急性期は残存皮質脊髄路や一次運動野の興奮性を維持・向上させることが大きな目的になる．

一方，皮質下損傷をきたした脳卒中では，非損傷半球側から損傷半球側へ異常な抑制作用が働くといった半球間相互抑制のメカニズムが明らかにされている[10]．とりわけ，脳卒中患者の麻痺肢の自発的な運動を起こす一次運動野から，損傷半球の一次運動野への異常な過剰抑制が運動機能回復に悪影響

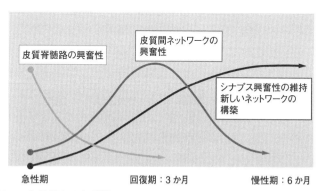

図6.1　急性期から慢性期への回復における生理学的変化の関係モデル

（Swayne OB et al：Stages of motor output reorganization after hemispheric stroke suggested by longitudinal studies of cortical physiology. Cereb Cortex 18:1909-1922, 2008/原　寛美：脳卒中運動麻痺回復可塑性理論とステージ理論に依拠したリハビリテーション．脳外誌21:516-526, 2012より）

第6章 脳・神経科学に基づいた脳卒中リハビリテーション

を及ぼし，麻痺肢の機能が良いほど，非損傷半球から損傷半球への抑制が少ないことがわかっている[11]．これは**第2章**でも述べた半球間抑制機能である（図2.13）．ゆえに，積極的な麻痺肢の使用が急性期からも必要であるが，ほとんどの患者は自発運動に乏しく，それは上肢において時に著しい．近年，一次運動野の機能抑制は，反対側の一次感覚野の過活動に伴う同側一次感覚野の抑制も関与していると考えられている（図2.14）[12]．

　これらの脳・神経科学的知見は，非麻痺肢だけでなく麻痺肢への感覚フィードバックが一次運動野の興奮性維持にとって重要な戦略となることを示している．Sharmaら[13]は，過去に報告された脳卒中後の運動機能回復に効果を示す介入を3つの概念に区別した（図6.2）．その3つとは，①運動先行型の活動，②運動実行による皮質脊髄路の発火，③感覚フィードバックの3つである（図6.4）．①は運動イメージや運動観察，②はCI療法や課題指向型練習，③は体性感覚フィードバックがその代表的なリハビリテーション介入である．これらのネットワークを再構築する臨床手続きこそが，ニューロリハビリテーションの基本的戦略と言えよう．すなわち，ニューロリハビリテーションの概念は一つの治療法を指すのではなく，機能回復の手続きやステージの観点から，最適な介入を療法士や医師が意思決定することを指している

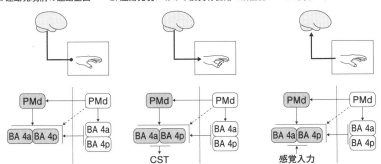

図6.2　脳卒中後の運動機能回復に影響する3つの要因：基本的戦略

PMd：背側運動前野　　CST：皮質脊髄路
BA 4a：一次運動野吻側部　　BA 4p：一次運動野尾側部

（Sharma N et al：Recovery of motor function after stroke. Dev Psychobiol. Dev Psychobiol 54：254-262, 2012より）

のである.

　この3つの戦略のうち,急性期に最も介入しやすいのが体性感覚フィードバックである.その手段は電気刺激や徒手的介入などいろいろな方法が開発されているが,現状として,それらが直接的にワーラー変性を予防するかは明確でない.しかしながら,脳卒中を発症してから1年にわたり麻痺側の触覚入力に対して反応する脳活動が調べられ,亜急性期における触覚に対する感覚運動野の反応と運動機能回復には強い相関関係がみられることがわかっており[14],体性感覚フィードバックに基づく触覚的経験は脳卒中後の運動機能回復にとって重要であることが示唆される.

　すでに述べたが,一次運動野は吻側部(rostral)と尾側部(caudal)に分けられる.吻側部は系統発生的に古く,Old M1あるいは4a野とも呼ばれている.一方,尾側部は高度な霊長類,特にヒトで発達させた領域でありNew M1あるいは4p野と呼ばれている.4a野は運動実行の性質が強く,その出力は皮質脊髄路や脊髄介在細胞を経由して行うが,4p野は脊髄運動神経細胞上に直接シナプス結合するものであり,高度にスキル化された運動に関係し,単なる出力系ではなく,知覚を含めた複雑な運動に関与する(図1.11)[15].その特徴としては,4a野は筋・関節の固有感覚の入力を豊富に受けるが,4p野は皮膚感覚の入力を豊富に受けることがわかっている(図2.13)[16,17].注目すべきは,4p野は手指のニューロンが特に豊富である[15]ということである.そして,肩などの近位の身体部位の再現は4p野には少ない.この知見からリハビリテーションの臨床を考えると,近位の関節である肩や肘,あるいは股や膝といった身体部位は対象物と直接接触することは少なく,その運動制御には体性感覚の中でも筋感覚を中心とした固有感覚のフィードバックが必要になってくる.ゆえに,近位の関節運動の機能回復にとっては,固有感覚に基づいた情報処理プロセスが重要であり,そうした臨床手続きを積極的に試みる必要がある.その一方で,手指は道具に接触し巧緻的に把持し操作するために大事な身体である.脳卒中後の手の機能回復が乏しい理由として,手指が道具に接触し,それを能動的に知覚する機会がきわめて少ないといった環境要因があるのではないかと推論立てることも可能である.とりわけ,手指のニューロンが豊富な4p野は触覚入力を豊富に受けており,リハビリテー

ション介入においては触知覚経験を課題に取り入れる必要がある．下肢の一次運動野のニューロンは上肢に比べその領域が狭いことから，ここまで明確ではないものの，直接的に接触する足底の触圧覚に基づく知覚が姿勢バランスや歩行に影響を与えることは周知の事実である．また，近位部の関節運動に関しては固有感覚情報がその制御に影響していることから，これらの感覚フィードバックを戦略的に与えていくことが急性期から回復期に至るプロセスの治療にとっては重要である．

体性感覚が姿勢バランスや歩行に関与していることは言うまでもないが，なかでも足底感覚の重要性が示唆されている．我々は片足立ち保持時間と足裏二点識別距離の間には負の相関関係がみられることを幼児から後期高齢者の各層で明らかにした（図6.3）[18]．すなわち，足底知覚が低下すると立位姿勢バランス能力が低下することが確認された．また，二足立位のコントロールに足底の荷重受容器の関与が明らかになっている．Dietzら[19]は，床を水平移動させ，それにより足底に刺激を与えた場合，それに応答する腓腹筋の長潜時反応は荷重量とともに増加することを明らかにした．これにより，荷重受容器であるゴルジ腱器官が支持基底面と重心の位置関係によって発生する力を検知し，外乱後の長潜時の大きな反応に関与していることが示された．一方，末梢レベルで関わっている足底の機械受容器（メカノレセプター）は，足趾や踵に集中するのではなく全体的に分布しており，荷重していない状態では機械受容器は発火していないことが明らかになっている[20]．さらには，筋紡錘や関節包，皮膚からの求心性感覚情報が脊髄central pattern generator（CPG）を含めた脊髄介在細胞に入力されることによって，大脳皮質を介さずとも屈曲筋と伸展筋を活動させるといった歩行機能に影響を与えることは周知の通りである（図6.4）[21,22]．この際，近位の関節である股関節は伸展といった固有感覚の情報，そして足底からは触圧覚情報を中心とした荷重感覚のフィードバックが重要になる．

このような科学的知見から臨床を考えると，中枢神経系のコントロールや末梢の身体レベルにおいて，足底に荷重を加えることは姿勢バランスや歩行の改善にとって欠かせないものと言えよう．我々は脳卒中後片麻痺を生じた症例に対して，足底知覚学習課題を実施し，それに基づき立位重心動揺の減

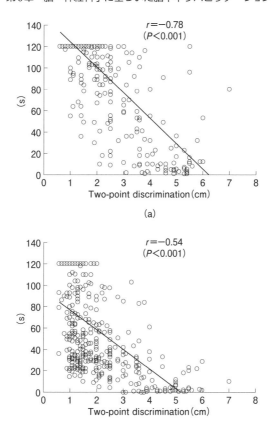

図6.3 片足立位保持時間(縦軸:sec)と足底二点識別距離(横軸:cm)の関係
上段:開眼,下段:閉眼,n=579

(Morioka S et al:Changes in the Equilibrium of Standing on One Leg at Various Life Stages. Current Gerontology and Geriatrics Research 2012:516283, 2012 より)

少ならびに前方重心移動距離の増大を無作為化比較試験(randomized controll trial:RCT)に基づいた研究にて確認した[23]. なお,足底知覚学習課題とは,足底に敷かれたラバーマットの硬さを識別する知覚課題である. 一方で,我々は徒手的操作による足底荷重感覚は歩行能力の改善にとっては重要な要因であることも明らかにした[24].

他方,体性感覚の重みづけの戦略の一つにLight Touch効果がある. これ

第6章　脳・神経科学に基づいた脳卒中リハビリテーション

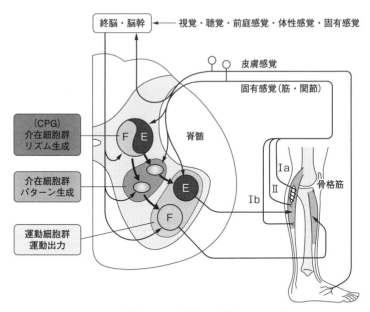

図6.4　脊髄CPGに関連する神経メカニズム

E：屈筋運動ニューロン
F：伸筋運動ニューロン
（高草木薫：身体適応　歩行運動の神経機構とシステムモデル．シリーズ移動知，2010より）

はヒトの立位姿勢制御において，力学的には姿勢の安定化に寄与しないとされている程度の非常に軽い力（1N以下）で固定点に指先を接触させると立位姿勢動揺が減少することを言う（**図6.5**）[25]．近年，Johannsenら[26]は，2秒間のLight Touchでは接触を外した直後にその効果は失われるものの，5秒間Light Touchを行った後に接触を外した場合では，Light Touch効果で得られた姿勢動揺の減少効果が約2.5〜5.5秒間残存することを明らかにした．すなわち，リアルタイムの体性感覚情報が姿勢バランスの安定化に寄与しているのではなく，接触によって築かれた空間参照枠が接触を外した後も短時間の間は残存し，その情報によって空間定位が行われたことで姿勢動揺の減少が図られていたことが考えられている．この推論を明確にするために，我々はLight Touch効果の脳波分析を試みた．その結果，Light Touchによって後頭頂葉領域の活動増加が姿勢バランスの安定化に寄与することを示し

174

第6章　脳・神経科学に基づいた脳卒中リハビリテーション

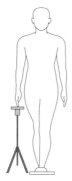

図6.5　Light Touchの一例
(Jeka JJ：Light touch contact as a balance aid. Phys Ther 77：476-487, 1997 より)

た[27]．この領域は自己の身体図式や空間定位に関わる領域である．したがって，たとえば，急性期から回復期に至る平行棒把持を用いた立位練習では，少ない触覚情報のもと自己の身体の空間定位を学習させていくことが重要になる．

　空間定位には垂直軸の身体表象や空間における身体の垂直の意識といった身体表象が大いに関与している．これに関与するのが後頭頂葉であったり，側頭-頭頂接合部（Temporal-Parietal Junction：TPJ）である（**図6.6**）[28]．この領域は，**第3章**で詳しく説明したように，各種感覚情報を統合することによって身体性を生成する重要な場所であるが，その際，体性感覚，前庭感覚，そして視覚のミスマッチが起こると，主観的垂直認識（subjective postural vertical：SPV）に影響することが示され，そのミスマッチが脳卒中後に出現する姿勢定位障害の一つであるPusher現象（非麻痺側の身体を用いて床や接触している対象物を押すことで麻痺側に身体が傾く現象のこと）の要因として考えられている[29,30]．SPVとは自己の身体垂直の主観的認識のことを指し，通常，身体を傾けた状態から正中位に戻す際に垂直である位置を主観的に判断させることでそれを評価することができる（**図6.7**）．いずれにしても，なるべく早くに体性感覚フィードバックに基づき姿勢定位を学習させることが重要である．

第6章 脳・神経科学に基づいた脳卒中リハビリテーション

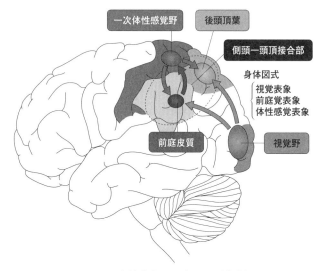

図6.6 身体表象に関与する脳領域
(Takakusaki K : Neurophysiology of gait: from the spinal cord to the frontal lobe. Mov Disord 28:1483-1491, 2013 より)

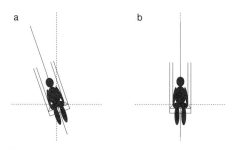

図6.7 主観的垂直認識（Subjective postural vertical：SPV）の評価方法
aのように一度傾かせ，その後，垂直方向に戻している最中，被験者が主観的に垂直であると判断した傾きを検出することで，どの程度主観的垂直認識も誤差があるか評価する．
(Karnath HO : Pusher syndrome—a frequent but little-known disturbance of body orientation perception. J Neurol 254:415-424, 2007 より)

6.3 回復期から維持期における基本的戦略

　発症後3か月をピークに皮質間ネットワークの再構築が起こり始める[7]．すなわち，皮質間の抑制が解除（脱抑制）されることによって，代わりの皮質

第6章 脳・神経科学に基づいた脳卒中リハビリテーション

ネットワークの再組織化が構築され,それによって残存皮質脊髄路の機能効率を最大限に引き出すよう脳の機能がシステム化されていく.Grefkesら[31]は先行研究の調査から,脳卒中後の運動機能回復過程において,左右半球の前頭前野,補足運動野,背側運動前野,腹側運動前野,一次運動野,頭頂葉の領域間の結合が図られていくことを示した.これらは運動実行や感覚フィードバック処理に関わる領域だけでなく,ワーキングメモリや目標の意思決定に関わる領域,運動プログラム形成に関わる領域,身体表象に関わる領域などであり,これらのネットワークの構築がこの時期に生まれていく.そして,リハビリテーションの手続きで最も考慮すべきこととしては,スキル化された運動学習課題を実践していくことである.スキルの正確性が要求させるパフォーマンス改善は,運動練習中に起こる(オンライン学習)ばかりでなく,運動の練習を実施していないセッション間でも起こる(オフライン学習)ことが明らかにされており[32],オフライン学習をどのように提供するかも回復期では考慮しなければならない.これに功を奏すと考えられているのが,先に示した運動先行型の活動である(図6.2)[13].

運動先行型の活動とは運動をシミュレーションするプロセスを示し,これを顕在的に作動させる手続きとして運動イメージ,そして潜在的に作動させる手続きとして運動観察を用いた治療手続きがこれまで開発されている.我々の研究においても,運動パフォーマンスの向上には運動観察や運動準備期の運動関連領域の活性化が必要であることを示している[33]が,今日,運動イメージ治療は脳卒中後の運動機能回復のための良好な介入手段として,そのエビデンスが確立されている[34].運動イメージの方法としてはすでに**第4章**で説明したように,聴覚,視覚,運動錯覚,映像などが用いられているが,運動イメージだけの介入ではなく,そのほとんどが身体練習(感覚フィードバック)との組み合わせによる臨床手続きにて効果が認められるという指摘もある[35].すなわち,トップダウンの脳内情報処理である運動イメージとボトムアップ脳内情報処理の感覚フィードバックの整合性を図っていくことがニューロリハビリテーションの基本的戦略と言えるであろう.スキルが要求される運動学習課題に対して,対象者に運動の予測やイメージを求め,それを用いて運動の出力および感覚フィードバックを惹起させ,期待

第6章 脳・神経科学に基づいた脳卒中リハビリテーション

される運動感覚,つまり予測通りかを比較照合する手続きが回復期の介入にとって重要である(図6.8)[36,37].こうした手続きは運動学習理論の中では,教師あり学習の戦略であり,その詳細は**第5章**で詳しく解説しているので参照されたい.

一方で,運動イメージ介入に関しては,参加者はある程度意欲があったものの,イメージすることが慣れていないようで難しいことも指摘されている[38].さらには,運動イメージ介入が発症後6か月以内の脳卒中者の運動回復を促進しないことが報告されている[39].これに関しては抽象的な運動イメージ課題を与えず,初期には運動観察など視覚情報処理を付与してわかりやすくその運動をシミュレーションさせたり,より具体的に道具や床など,身体と接触する対象物を観察させながら,それに触れた際にはどのような知覚が生じるか目標志向的に運動イメージを想起させていくことが重要である.たとえば,Eltertら[40]は54種類の目的的動作のビデオ観察を慢性期脳卒中片麻痺患者に行わせたところ,上肢運動機能回復例では両側腹側運動前野,両側上側頭回,補足運動野,対側縁上回の活性化といったいわゆるミラーニューロンシステムの活動が起こることを明らかにした.また,Franceschiniら[41]は,20種類の上肢ADL(グラスから水を飲む,髪を結う,箱

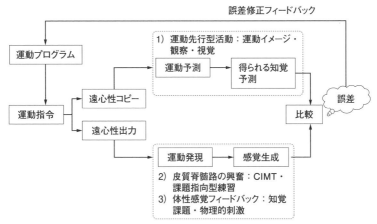

図6.8 脳・神経科学に基づいた脳損傷後の運動障害に対する臨床手続き

(森岡 周:これからの理学療法研究 世界への発信-神経科学理学療法研究の立場から-.理学療法学 42: 699-701, 2015より)

を開ける，リンゴを食べるなど片手・両手動作含む目標指向行為）を一人称視点から観察し，適宜観察の視点を作業療法士よりアドバイスを与えるという課題を行ったところ，上肢の機能回復が促進することを報告している．また我々は，歩行運動観察が脳卒中片麻痺患者の歩行能力向上に効果的に寄与することを介入研究によって明らかにした[42]．さらにKimら[43]は，慢性期脳卒中患者を対象にランダム化クロスオーバーデザインにて，運動イメージの歩行能力に対する効果を調査した．その際，6～8分間の歩行イメージ（麻痺肢への荷重，立脚・遊脚のイメージなど）を，①視覚的歩行運動イメージ（三人称的イメージ），②筋感覚的歩行運動イメージ（一人称的イメージ），③視覚的歩行運動イメージ＋聴覚ステップリズム，④筋感覚的歩行運動イメージ＋聴覚ステップリズムの4つの条件で介入を行った．結果として，全体的な歩行能力だけでなく，歩行時におけるより適切な筋活動という視点で，一人称的な筋感覚的運動イメージによる介入がより効果が高く，リズム音を付加することでその効果がさらに高まることが明らかにされた．いずれにしても，運動イメージは教師あり学習システムにとって重要な手続きになる．これに関しては，**第4章**と**第5章**を詳しく参照していただき，実際の介入手続きを考えていただきたい．

ヒト上肢においては，手内筋群のGIa線維から前腕筋群への単シナプス連絡があり，この神経システムによって，直接的に遠位筋が近位筋に対してフィードバック制御を行い，手の巧緻性を担保するための前腕の安定化作用が認められていることが確認されている[44]．これらの知見から考えられることは，近位が安定してから遠位にアプローチするという考えでなく，積極的に対象物と直接に接触する遠位の身体を意図的に初期より使用させていく試みが重要である．この際，運動学習理論に基づいた介入が必要であることから，難易度の調整をリハビリテーションセラピストが行っていかなければならない．

脳卒中後の運動機能回復に影響する基本的戦略の3つめが運動発現における皮質脊髄路の活性化である[13]．もちろん，可能であれば急性期から麻痺肢の積極的使用は求めるが，これの本格的な介入は回復期になるであろう．その代表的な治療がCI療法になる．Wolfら[45]は発症後3～9か月の患者に対す

第6章 脳・神経科学に基づいた脳卒中リハビリテーション

る2週間のCI治療が麻痺側上肢の運動パフォーマンスを改善させ，そしてADLでの上肢の使用を増加させることを報告した．現在のところ，そのエビデンスは数多く報告されており[34]，回復期・慢性期における上肢の使用は，運動機能回復にとって，そして脳の中の身体地図の再編成において重要な意味をもつ．Laffontら[46]は，脳卒中後の片麻痺患者を対象に視覚運動トラッキング課題を改良したイノベーティブテクノロジー課題（道具使用課題）を開発し，その効果を示した．その一方で，近年では，脳卒中重症麻痺患者のためにロボット装置が開発され，それに基づき上肢の運動練習が行われ，機能改善効果が確認されている[47]．具体的にはBi-Manu-Track（BMT）と題した両側の上肢を使用する運動練習（20分で400回反復を2セット），Reha-Digit（RD）と題した電気的手指訓練装置（2-5指に他動運動と振動刺激を15分間），そしてReha-Slide（RS）と題して上腕訓練装置（図6.9）をシステム的に実践することが示されている．

一方，CI療法に関しては急性期・亜急性期脳卒中においてはその有効性と最適な治療量が明らかでないことがシステマティックレビューによって指摘されており[48]，他の治療と組み合わせることでその効果を上げていく必要がある．先に示したように回復期では多くの効果が示されているが，とりわけその効果は，CI療法単独でなく，CI療法にTransfer Packageと言われる手続きを加えた場合に大きいことが脳機能と運動機能の両面から確認されている[49]．Transfer Packageとは「麻痺肢を良くして何がしたいか？」を対象者

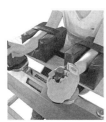
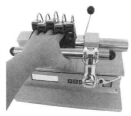
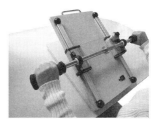

左：Bi-Manu-Track　　中：Reha-Digit　　右：Reha-Slide

図6.9　脳卒中重症麻痺患者のための上肢リハビリテーションロボットの例

(Buschfort R, Brocke J, Hess A, Werner C, Waldner A, Hesse S：Arm studio to intensify the upper limb rehabilitation after stroke：concept, acceptance, utilization and preliminary clinical results. J Rehabil Med 42(4)：310-314, 2010 より)

第6章 脳・神経科学に基づいた脳卒中リハビリテーション

に確認し,「麻痺肢を良く」するためには「麻痺肢を日常生活にて使わなければならない」ことを説明し,資料や動画を使って麻痺肢を生活で使った過去の対象者の長期的な改善を確認させ,主体的な意図の必要性を徹底的に理解させていく手続きのことを言う.その構成要素としては,麻痺肢を使う約束（behavioral contract）,麻痺肢に対するセルフモニタリングの促進（monitoring）,そして問題解決技法（problem solving）である.この際,達成したい意味のある目標を対象者と療法士の対話の中から複数決め,それを実現するためのプログラムを患者とセラピストと共同で組み立てることや,麻痺肢を使う場面をできるだけ想定し,積極的に麻痺肢を使うことを約束すること,そして,患者本人に麻痺肢の使用状況について日記などを用いて把握させたり,実生活で使用する際に,麻痺手を使用しやすい環境をつくる方法や工夫をセラピストが具体的に指導する内容がTransfer Packageには含まれている.Takebayashiら[50]は,Transfer Package群（CIMT 4.5時間/週＋Transfer package 0.5時間/週）,コントロール群（CIMT 5時間/週）との比較を長期的効果の視点から観察している.その結果,6か月後の上肢機能回復の程度（Fugl-Meyer Assesment, Motor Activity Log：MAL）において,Transfer Package群で有意な改善を認めている.また,段階的な難易度設定を意味するshapingとTransfer Packageの効果を検証したTaubらの研究[51]では,発症後約4年の脳卒中後片麻痺者56名を対象に,調査1（shaping訓練と反復訓練,Transfer Packageありとなしの組み合わせでそれぞれの効果を確認）,調査2（反復訓練＋Transfer Packageなしに退院後1か月間,週1回電話でMAL確認と問題解決フォローアップ）を行った.その結果,Transfer Package群でMALスコアが2.4倍向上し,1年後もその効果が持続することがわかった.また,Transfer Packageにshaping訓練を加えると（Wolf Motor Functional Test：WMFT）スコアが有意に向上することを示した.さらに,Transfer Packageあり群ではMALの変化が大きいが,なし群では半分以下の改善しかないことを付け加えた.その一方で,週1回の電話でのフォローを1か月の間実施することでも,半年間はMALが持続することも併せて報告した.これらの手続きをみると,その個人に適切な課題を設定し,それに挑戦させつつ,絶妙なタイミングで指導を加え,そしてTransfer Packageを通じて問題を共有

し,解決していく手続きを示していくように進めることが機能回復や学習にとっては重要であることがわかる.さらにはshapingを意識し,運動課題を細かく設定し,「難しすぎず,易しすぎない」課題を選択して実施することが求められる.そして,その難易度を治療場面では臨機応変に調整して実施しなければならない.すなわち,療法士は何回練習するのか? 何回成功するか? 何回失敗するか? 学習がもっとも進むのは? などを適宜観察しながら,難易度を調整していくわけであることから,ある意味で教育者と位置づけることができよう.さらにTransfer Packageを通じて問題を共有しつつ,目標を設定し,それを共有することが運動学習にとってはとても大事なプロセスとなる.そしてその介入は,目標を達成するために近しい運動や,動作に必要な運動を含む課題を用いたものであり,その介入は対象者が望むもの,かつ対象者にとって意味をもつ目的や課題であることを確認しながら導入していく必要がある.目標を定めることは,その課題が達成されることが報酬となり,強化学習プロセスにとって欠かせないものである.すなわち,目標を決める作業工程は,学習における適切な報酬価値を定める作業になる.最近になって我々は,回復期病棟に入院している脳卒中患者を対象に,その対象者と療法士が目標を共有するだけでなく,対象者個人のライフゴールを聴取し,それを活かした目標を共有することで,リハビリテーションに対する参加意欲が増加することを報告した[52].

いずれにしても,目標を決めることでその課題はtask-oriented training(課題志向型練習)であるとも言え,それは「技術(一貫性・柔軟性・効率性)を獲得することや,再獲得する意図をもって,実生活で行う課題を訓練すること,そして,その課題は挑戦的であり,それは漸進的に調節され,患者の自律的な関わりを伴うもの」と定義されているように,難易度の調整や患者本人の能動的な関わりが機能回復を左右すると言えよう.目標は患者にとって報酬となり,それは報酬予測誤差情報により,その運動が強化される学習プロセス,すなわち,運動学習理論の一つである強化学習の手続きを含んでいる[53].なお,課題指向型練習は,運動学習プロセスに則りその介入を進めていくことが重要であると指摘されている[54].また,この時期は多様化した文脈を課題の中で提供することが必要[55]であり,歩行能力向上においても同

じ場所・時間にてトレーニングするだけでなく，さまざまな場所を用いて練習することで，運動機能のみならず認知機能の活性化，ならびに運動機能と認知機能の相互連関性をトレーニングする必要がある．

また，最近になって，コミュニケーションによる他者との相互作用が運動学習に影響することが示された[56]．この研究では視覚（アイコンタクト），聴覚（言語），体性感覚（徒手的誘導や介助）などによるコミュニケーションではなく，体性感覚（力覚）による他者との相互作用が運動技能の上達に影響するかが検証されている．その際，熟練者の運動を見本として追随させる課題ではなく，同等レベルの技能を有した者同士の相互作用の効果が確認された．結果として，ペアとして連結された状態で練習することによって，1人で練習するより学習効果があることが示された．このメカニズムは未だ検証されていないものの，脳卒中患者同士が協力し合いながら課題を達成していく場を提供することも療法士の役割かもしれない．これに関しては，後述する維持期にとってはよりその威力が発揮されるのではないかと期待している．

6.4　維持期における基本的戦略

維持期は回復期で再構築された代替ネットワークのシナプスが強化される段階である[7]．これにより，運動出力ネットワークを効率的に使用できるようになる．身体を使用すれば使用するほどシナプス伝動効率が上がるが，維持期はこれを狙いにして介入する必要がある．しかしながら，社会的役割がない場合，脳や身体を使用する機会は減り，伝動効率が下がることが想定される．近年になって，脳の可塑性には感覚運動的介入といった古典的なアプローチだけでなく，文化や教育的活動といった新しいフロンティアが必要であることが指摘されている（図2.20）[57]．

一方で，高齢者の人間関係と健診結果との関連を解析した結果，社会的な関係性の高い者の生存率は1.5倍高いことが判明した[58]．この研究では，付き合いが少なく孤独である者は，そうでない者に比べ死亡の危険性が高くなる傾向にあることを示し，社会的な関係のレベルが低く，孤独な生活をしていると，1日15本程度の喫煙やアルコール中毒と同じくらい死亡率が高くなり，それは運動不足よりも高く，肥満の2倍に高まることを示した．また，

第6章　脳・神経科学に基づいた脳卒中リハビリテーション

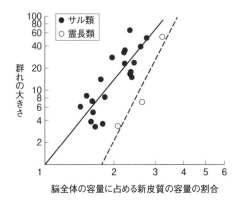

図6.10　霊長類における脳のサイズと群れの大きさの相関
（Dunbar RIM et al：Evolution in the social brain. Science 317：1344-1347, 2007 より）

　進化生物学者のダンバーは，霊長類のさまざまな種の脳を比較し，大脳皮質が脳の中でどれくらいの割合を占めているか種ごとに比を計算した（図**6.10**）[59]．その結果，ヒトを含む霊長類の脳の進化は，その種の身体の大きさや行動範囲，そして何を食べているかといった生態学的な要因ではなく，その種がどれくらい大きな群れの中で生きているかという社会的な要因と最も強く関連していることが明らかになった．すなわち，大きな群れで生活する種ほど大きな脳をもっているということである．これまでの研究によって，大脳皮質の大きさは，①社会集団の大きさ，②密接な関係を同時に維持できる個体の数，③社会的技能の程度，④戦術的かけひきの頻度，⑤社会的遊びの頻度，⑥社会的な「絆」，⑦生活の複雑さやプレッシャーと相関することがわかっている[60]．ゆえに，脳の健康を維持するためには，他者と社会的な関係をもち，そこに社会的役割があることが必要である．身体運動に伴う感覚体験は，むしろそうした社会的役割を達成させるための手段にすぎない．つまり，目的は歩くことなどの動作でなく，歩行はあくまでもその社会的役割を達成させるための手段であるという意識でなければならない．これこそが，社会的リハビリテーションでもあり，広義の脳のリハビリテーションでもあると言えよう．

第6章 脳・神経科学に基づいた脳卒中リハビリテーション

引用文献

1) Selzer M et al：Textbook of Neural Repair and Rehabilitation: Volume 1, Neural Repair and Plasticity, Cambridge University Press, 2006.
2) 森岡 周：ニューロリハビリテーション．PT ジャーナル 48:335, 2014.
3) Taub E et al：New treatments in neurorehabilitation founded on basic research. Nat Rev Neurosci 3:228-236, 2002.
4) Gauthier LV et al：Atrophy of spared gray matter tissue predicts poorer motor recovery and rehabilitation response in chronic stroke. Stroke 43:453-457, 2012.
5) Buma F et al：Understanding upper limb recovery after stroke. Restor Neurol Neurosci 31:707-722, 2013.
6) Molina-Luna K et al：Motor learning transiently changes cortical somatotopy. Neuroimage 40:1748-1754, 2008.
7) Swayne OB et al：Stages of motor output reorganization after hemispheric stroke suggested by longitudinal studies of cortical physiology. Cereb Cortex 18:1909-1922, 2008.
8) 原 寛美：脳卒中運動麻痺回復可塑性理論とステージ理論に依拠したリハビリテーション．脳外誌 21:516-526, 2012.
9) DeVetten G et al：MONITOR and VISION study groups. Acute corticospinal tract Wallerian degeneration is associated with stroke outcome. Stroke 41:751-756, 2010.
10) Boggio PS et al：Hand function improvement with low-frequency repetitive transcranial magnetic stimulation of the unaffected hemisphere in a severe case of stroke. Am J Phys Med Rehabil 85:927-930, 2006.
11) Grefkes C et al：Cortical connectivity after subcortical stroke assessed with functional magnetic resonance imaging. Ann Neurol 63:236-246, 2008.
12) Palmer LM et al：The cellular basis of GABA(B)-mediated interhemispheric inhibition. Science 335:989-993, 2012.
13) Sharma N et al：Recovery of motor function after stroke. Dev Psychobiol. Dev Psychobiol 54:254-262, 2012.
14) Schaechter JD et al：Increase in sensorimotor cortex response to somatosensory stimulation over subacute poststroke period correlates with motor recovery in hemiparetic patients. Neurorehabil Neural Repair. 26:325-334, 2012.
15) Rathelot JA et al：Subdivisions of primary motor cortex based on cortico-motoneuronal cells. Proc Natl Acad Sci USA 106:918-923, 2009.
16) Strick PL et al：Multiple representation in the primate motor cortex.

Brain Res 154:366-370, 1978.
17) 久保田競, 他:脳から見たリハビリ治療. 講談社ブルーバックス, 2005.
18) Morioka S et al : Changes in the Equilibrium of Standing on One Leg at Various Life Stages. Current Gerontology and Geriatrics Research 2012:516283, 2012.
19) Dietz V et al : Regulation of bipedal stance: dependency on "load" receptors. Exp Brain Res 89:229-231, 1992.
20) Kennedy PM et al : Distribution and behavior of glabrous cutaneous receptors in the human foot sole. J Physiol 538:995-1002, 2002.
21) Dietz V et al : Locomotor activity in spinal man. Lancet 344:1260-1263, 1994.
22) Dietz V et al : Locomotor activity in spinal man:significance of afferent input from joint and load receptors. Brain.125(Pt12):2626-2634, 2002.
23) Morioka S, Yagi F : Effects of perceptual learning exercises on standing balance using a hardness discrimination task in hemiplegic patients following stroke: a randomized controlled pilot trial. Clin Rehabil 17:600-607, 2003.
24) Hayashibe M et al : Locomotor improvement of spinal cord-injured rats through treadmill training by forced plantar placement of hind paws. Spinal Cord, 2015 [Epub ahead of print]
25) Jeka JJ : Light touch contact as a balance aid. Phys Ther 77:476-487, 1997.
26) Johannsen L et al : Effects and after-effects of voluntary intermittent light finger touch on body sway. Gait Posture 40:575-580, 2014.
27) Ishigaki T et al : EEG frequency analysis of cortical brain activities induced by effect of light touch. Exp Brain Res 234:1429-1440, 2016.
28) Takakusaki K : Neurophysiology of gait: from the spinal cord to the frontal lobe. Mov Disord 28:1483-1491, 2013.
29) Karnath HO : Pusher syndrome—a frequent but little-known disturbance of body orientation perception. J Neurol 254:415-424, 2007.
30) Mansfield A et al : Is perception of vertical impaired in individuals with chronic stroke with a history of 'pushing'? Neurosci Lett 590:172-177, 2015.
31) Grefkes C et al : Reorganization of cerebral networks after stroke: new insights from neuroimaging with connectivity approaches. Brain 134(Pt 5):1264-1276, 2011.
32) Dayan E et al : Neuroplasticity subserving motor skill learning. Neuron 72:443-454, 2011.

33) Nakano H et al：Changes in electroencephalographic activity during observation, preparation, and execution in a motor learning task. Int J Neurosci 123：866-875, 2014.
34) Langhorne P et al：Motor recovery after stroke: a systematic review. Lancet Neurol 8：741-754, 2009.
35) Nilsen DM et al：Use of mental practice to improve upper-limb recovery after stroke: a systematic review. Am J Occup Ther 64：695-708, 2010.
36) Blakemore SJ et al：Spatio-temporal prediction modulates the perception of self-produced stimuli. J Cogn Neurosci 11：551-559, 1999.
37) 森岡　周：これからの理学療法研究 世界への発信－神経科学理学療法研究の立場から－．理学療法学 42：699-701, 2015.
38) Braun SM et al：Feasibility of a mental practice intervention in stroke patients in nursing homes; a process evaluation. BMC Neurol 10：74, 2010.
39) Ietswaart M et al：Mental practice with motor imagery in stroke recovery: randomized controlled trial of efficacy. Brain 134 (Pt 5)：1373-1386, 2011.
40) Eltelt D et al：Action observation has a positive impact on rehabilitation of motor deficits after stroke. Neuroimage. 36 (Suppl 2)：T164-173, 2007.
41) Franceschini M et al：Clinical Relevance of Action Observation in Upper-Limb Stroke Rehabilitation: A Possible Role in Recovery of Functional Dexterity. A Randomized Clinical Trial. Neurorehabil Neural Repair. 2012.
42) 渕上　健，他：慢性期脳卒中片麻痺患者の下肢機能に対する運動観察治療の効果．理学療法科学 30：251-256, 2015.
43) Kim JS et al：Visual and kinesthetic locomotor imagery training integrated with auditory step rhythm for walking performance of patients with chronic stroke. Clin Rehabil 25：134-145, 2010.
44) Marchand-Pauvert V et al：Monosynaptic Ia projections from intrinsic hand muscles to forearm motoneurones in humans. J Physiol 525 Pt 1：241-252, 2000.
45) Wolf SL et al：Effect of Constraint-Induced Movement Therapy on Upper Extremity Function 3 to 9 Months After Stroke. The EXCITE Randomized Clinical Trial. JAMA 296：2095-2104, 2006.
46) Laffont I et al：Innovative technologies applied to sensorimotor rehabilitation after stroke. Ann Phys Rehabil Med pii S1877-0657：1761-1768, 2014.
47) Buschfort R et al：Arm studio to intensify the upper limb rehabilitation

after stroke: concept, acceptance, utilization and preliminary clinical results. J Rehabil Med 42:310-314, 2010.
48) Nijland R et al：Constraint-induced movement therapy for the upper paretic limb in acute or sub-acute stroke: a systematic review. Int J Stroke 6:425-433, 2011.
49) Gauthier LV et al: Remodeling the brain: plastic structural brain changes produced by different motor therapies after stroke. Stroke 39:1520-1525, 2008.
50) Takebayashi T et al：A 6-month follow-up after constraint-induced movement therapy with and without transfer package for patients with hemiparesis after stroke: a pilot quasi-randomized controlled trial. Clin Rehabil 27:418-426, 2013.
51) Taub E et al：Method for Enhancing Real-World Use of a More Affected Arm in Chronic Stroke: Transfer Package of Constraint-Induced Movement Therapy. Stroke 44:1383-1388, 2013.
52) Ogawa T et al：Short-term effects of goal setting focusing on the life goal concept on subjective well-being and treatment engagement in subacute inpatients：a quasi-randomized trial. Clin Rehabil 2016.（in press）
53) Doya K：Complementary roles of basal ganglia and cerebellum in learning and motor control. Curr Opin Neurobiol 10:732-739, 2000.
54) Timmermans AA et al：Influence of task-oriented training content on skilled arm-hand performance in stroke: a systematic review. Neurorehabil Neural Repair 24:858-870, 2010.
55) Robinson CA et al：Participation in community walking following stroke: the influence of self-perceived environmental barriers. Phys Ther 93:620-627, 2013.
56) Ganesh G et al：Two is better than one: Physical interactions improve motor performance in humans. Sci Rep 4:3824, 2014.
57) Ansari D：Culture and education: new frontiers in brain plasticity. Trends Cogn Sci 16:93-95, 2012.
58) Holt-Lunstad J et al：Social relationships and mortality risk: a meta-analytic review. PLoS Med 7:e1000316. 2010.
59) Dunbar RI et al：Evolution in the social brain. Science 317:1344-1347, 2007.
60) 森岡　周：リハビリテーションのための神経生物学入門．協同医書出版社，2013.

第7章
脳・神経科学に基づいた疼痛リハビリテーション

7.1 痛みに関する複数の側面

　痛みは，快楽の対極にある体験や不快を表す情動の一種である．そして，痛みは特別な受容器と伝導路をもつ視覚や聴覚と同様な知覚の一つでもある．国際疼痛学会（International Association for the Study of Pain：IASP）では，痛みは「実際に組織傷害に伴ったか，あるいはその可能性がある場合や，そのような傷害があると述べられる不快な知覚，あるいは情動の体験」と定義づけている．この定義の要点は2つある．

　1つは，痛みは知覚であるということである．知覚はいわゆる感覚の集合体を意味しているのではなく，脳内で生み出す現象であり，求心性感覚フィードバックがなくとも，記憶を再生したり，イメージを想起したりすることで知覚を生み出すことが可能である．また，痛みは情動の体験とも定義されている．痛みはいわゆる不快情動である．したがって，痛み刺激を受けると，感覚・知覚に関連する大脳皮質の活動のみならず，情動に関連する大脳辺縁系に活動がみられる．情動は基本的情動である恐怖，嫌悪，悲しみなどといったものだけでなく，社会的情動である不安，妬み，排斥感などを含む．したがって，痛みはそれらの情動を生み出したり，あるいはそれらの情動によってその程度が修飾されてしまう．

　2つめは，痛みは組織障害を伴ったものだけでなく，「そのように述べられる」という，あくまでも個人の主観的な意識を対象としたものである．たとえば，乳児が身体を傷つけ痛みを起こしている場合と，大人が同様に身体を

傷つけ痛みを起こしている場合のこの両者は同じ痛みの性質であることは間違いない．また，ラットが侵害受容した際や炎症所見時の痛みとも，先の痛みの性質は同様である．しかしながら，学童期後半から青年期を過ぎたころより生まれる背部痛などの自発痛は乳児や幼児では起こらず，この痛みは成長するにつれて後天的に学習してきたものと言えよう．そして，身体を傷つけた時の痛みとは確実にその性質が異なり，むしろそれは狭義の痛みの知覚とは言えず，「重い」「だるい」「硬い」などの形容詞で示される性質により近く，多種多様な個人の意識に依存した主観的な異常知覚とも言えよう．したがって，これは人間にしかもち得ない痛みとも言えるのかもしれない．

　国際疼痛学会は先ほどの定義に以下の注釈を加えている．「痛みはいかなる場合でも主観的なものである．ヒトは人生の早い時期の受傷体験を通して痛みという言葉の使い方を学習する．生物学者は痛みを生じるこれらの刺激は，組織に損傷を与えるものであると認識している．したがって，痛みはヒトが実際あるいは潜在的な組織損傷と結びつけて考える体験である．痛みが身体の一部あるいは複数の部位における感覚であることには疑いの余地はないが，それは常に不快なものであるため情動体験でもある．痛みに似ているが不快でない体験，たとえばチクリとする針でつつかれた感じは痛みと呼ぶべきではない．不快で異常な体験であるDysesthesia（不快異常知覚）は痛みである場合もあるかもしれないが，必ずしもそうではない．なぜなら主観的には，そのような体験には痛みのもつ通常の感覚的性質がない場合もあるからである．多くのヒトが組織の損傷や病態生理学的に考えられる原因がない場合にも痛みを訴えるが，通常，このようなことは心理的な理由で起こる．一般的に主観的な訴えを検討する場合，彼らの体験を組織損傷による体験と区別することはできない．もし彼らがその体験を痛みであるとみなすなら，そして，それが組織損傷によって生じる痛みと同じようであると訴えるなら，それは痛みとして受け入れるべきである．この国際疼痛学会の定義は痛みを刺激と結びつけることを避けている．ヒトは痛みにはほとんどの場合，直接的な身体的原因があることを十分に理解しているが，侵害刺激によって誘発される侵害受容器や侵害受容の経路の活動が痛みなのではなく，痛みはいつも心理的な状態である」．

第7章 脳・神経科学に基づいた疼痛リハビリテーション

　上記の注釈のように，痛みは単に感覚刺激に基づいた脳の反応に基づいたものではないことがわかる．このような背景から，痛みはさまざまな方法によって，その性質から分類されている．痛みを分類する方法としては大きく2つが存在する．1つは急性痛と慢性痛という概念である．急性痛とは痛覚受容器の興奮を示し，生体における警告信号としての意味をもつ．よって，急性痛は生きていくうえで不可欠なものであるが，その対処的治療としては比較的鎮痛薬が有効な場合が多い．一方，慢性痛は主に中枢神経系の可塑的異常を示し，警告信号としての意義はない．鎮痛薬は無効な場合がほとんどであり，抗うつ薬が時に有効な場合がある．一般的にうつ病は大脳辺縁系や前頭前野といった脳の機能不全によってもたらされるが，今日，慢性痛者はそうした脳の機能不全が指摘されている．このように急性痛と慢性痛は期間によって分けるのではなく，神経系のメカニズムによって分けるものである．

　一方，今日では痛みはその様相から3つに分類することが多い．1つめは痛みが「どこに発生したか」「どういう痛みか」「どのぐらいの強さの痛みか」といった側面であり，これは痛みの感覚的側面（sensory discrimination）と呼ばれている．これに関しては，痛みの閾値やその主観的強度を調べることでその側面を捉えることができる．通常の痛みの評価は主にこれに従っている．2つめは痛みの程度が非常に強く，その場所の同定が困難であり，いわゆる痛みの不快感を呈するといったもので，時に心臓機能が亢進したり，発汗が生じるなどの自律神経活動の変調を伴う側面をもつ．これを痛みの情動的側面（emotional aspect of pain）と呼ぶ．不安や抑うつの検査バッテリーや自律神経機能の検査，そして最近では，内受容感覚を調べることで痛みの情動的側面を捉えようとする試みがある．最後は過去の経験や記憶に照らし合わせて与えられた刺激がどのような痛みかを認識したり，イメージの変容を伴う身体イメージ障害をもたらしたりする側面であり，これを痛みの認知的側面（cognitive evaluative aspect of pain）と呼ぶ．身体イメージの検査や二点識別閾値に代表される知覚検査などを用いることで，痛みの認知的側面を捉えることができる．主に侵害刺激や炎症所見による急性痛は感覚的側面を示すことが多いが，頸部・腰部痛などの自発痛を含んだ慢性痛は情動的側面，認知的側面の様相が大きい．

7.2 痛みに関連する脳領域

侵害刺激が加われば受容器である自由神経終末が興奮し，Aδ線維やC線維を通じて外側脊髄視床路を介して外側を上行し，最終的には一次体性感覚野や二次体性感覚野に到達する．一次体性感覚野では体部位別に痛みが再現され，痛みの部位の同定が行われる．また二次体性感覚野では痛みの性質が分析される．こうしたプロセスは痛みの感覚的側面であり，主に急性痛や痛みの局在が明確な場合に起こる．一方，内側脊髄視床路を上行し，大脳辺縁系である扁桃体，海馬，そして前帯状回，島皮質や最終的に前頭前野に情報が伝達される経路がある（図7.1）．これは先に示した痛みの情動的あるいは認知的側面を引き起こす経路であり，急性痛であっても働くが，とりわけ慢性

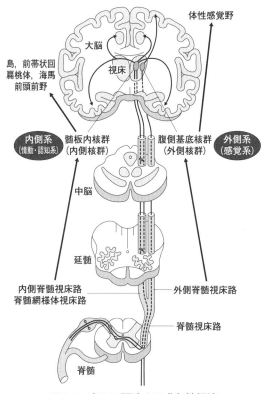

図7.1 痛みに関連する求心性経路

痛においてはこの領域の過活動や機能不全を引き起こすと考えられている.

Apkarianら[1]は,それまでの先行研究を整理することで痛み関連脳領域を明確化した.痛みによって活動を起こす脳領域は,一次体性感覚野,二次体性感覚野,視床,島皮質,前帯状回,前頭前野であることが確認された.一次・二次体性感覚野は感覚的側面,視床は感覚的側面と情動的側面,島皮質は感覚的,情動的,認知的側面,前帯状回と前頭前野は情動的側面と認知的側面に関与する.視床は核によって感覚的側面と情動的側面への関与が異なり,島皮質は後部が感覚的側面,前部が情動的,認知的側面に関与する.一方,Apkarianらの論文では痛みにより活動が変化する関連脳領域も示されている.そこで明らかになったのは,後帯状回,大脳基底核,扁桃体,視床下部,傍小脳脚核,頭頂葉,一次運動野,補足運動野,中脳水道灰白質である.これらは安静時脳活動,筋緊張,恐怖情動,ホルモン分泌,自律神経活動,身体イメージの変容,防御の運動,痛みの記憶,下行性疼痛抑制などに関与する.

表7.1は,2005年の段階のシステマティックレビュー[1]に基づく結果である.健常者を対象に侵害刺激を加えた場合の脳活動を研究した68論文(急性痛モデル)では,一次体性感覚野,二次体性感覚野,視床などの興奮性が多くの研究で確認された.一方,前頭前野の変化は半数にとどまった.これに対して,自発痛といった臨床的痛み(慢性痛モデル)時の脳活動を研究した30論文では,一次体性感覚野や二次体性感覚野の活動は20%強の論文でしか認められなかったのに対して,前頭前野の活動変化は80%を超えていた.このように,今日では急性痛と慢性痛は脳活動の差異が起こることが周知の事実

表7.1 急性痛と慢性痛の責任領域

	前帯状回	一次体性感覚野	二次体性感覚野	島皮質	視床	前頭前野
68の健常者に痛み刺激を加えた研究	87%	75%	75%	94%	80%	55%
30の臨床的痛み(自発痛)を調べた研究	45%	28%	20%	58%	59%	81%

(Apkarian et al:Human brain mechanisms of pain perception and regulation in health and disease. Eur J Pain 9:463-484, 2005より)

第7章 脳・神経科学に基づいた疼痛リハビリテーション

となっている．後に詳しく示すが，痛みの慢性化には前頭前野の働きに問題が生じていることが明らかになっている．

痛みは主観的な知覚情動体験であることはすでに説明したが，この主観は脳のどの場所によって生み出されているのであろうか．Jacksonら[2]は，痛みの映像を観察した際，その痛みの主観的強度と脳活動の関係性を調べた．さまざまな痛みに関連する脳領域が活動したが，その中でも痛みの強度と強い正の相関を示したのが前帯状回であった（図7.2）．一次体性感覚野でなく前帯状回に相関がみられた結果は，主観的疼痛強度の変化が物理的な刺激量を反映した感覚的側面でなく，情動的・認知的側面によるものと示唆された．Rainvilleら[3]は，催眠暗示によるリラックス状態を促したうえで痛み刺激を加えた．その際，催眠暗示により痛みの不快感が緩和した場合，前帯状回の活動が減弱化するものの，一次体性感覚野の活動は変化しないことが明らかにされた．このように痛みが緩和することと前帯状回の過活動が抑制されることには関係がある．deCharmsら[4]は，ニューロフィードバック療法を開発し，主観的疼痛の程度が抑えられることを報告している．この療法の装置にはfMRIが使用されているが，脳活動の指標とされるBOLD信号をモニタリ

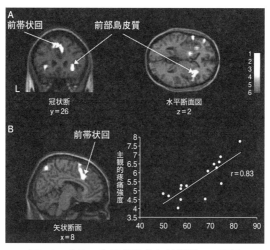

図7.2 痛みの主観的強度と前帯状回の関係

(Jackson PL et al：How do we perceive the pain of others? A window into the neural processes involved in empathy. Neuroimage 2771-779, 2005 より)

ングしながらその信号を被験者に視覚的フィードバックし,前帯状回の活動のコントロールを学習させることで痛みが抑制されることが明らかにされた.

7.3 慢性痛の神経プロセス

術後15%が術後遷延痛の経過をたどる[5]ことや,術後3～4年後に15%がシビアな疼痛,そして3か月を超えるとプラトー[6]になることが報告されている.ゆえに,痛みを慢性化させないことが重要となる.しかしながら,これまでは慢性化の神経プロセスが明確でなかった.今日になって慢性化は図7.3のような変遷をたどると考えられている[7].受傷後に痛みを呈することは急性的な生体防御反応であるが,それが持続することで患肢の運動抑制が余儀なくされたり,自己の情動から防御的行動を起こし,それにより患肢の不使用が続くと不使用を学習してしまう「学習性不使用(learned-non-use)」を呈する場合がある[8].これが生じると,大脳皮質における一次運動野や一次体性感覚野の身体部位再現が狭小化し,下行性疼痛抑制が働きにくくなり,さらには,複数の身体部位を統合する頭頂葉の機能不全をもたらすと,患肢の失認や運動無視といったneglect-like syndromeを呈することがある.DiPietroら[9]は神経障害性の疼痛である複合性局所疼痛症候群(complex re-

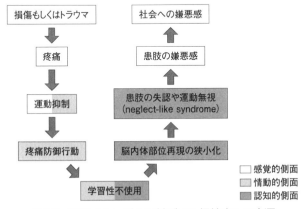

図7.3　神経メカニズムに基づいた慢性痛への変遷

(Morioka S et al:Neurorehabilitation of Chronic Pain: Relationships among Pain, Motion, and Perception. Int J Phys Med Rehabil 1:1000132, 2013より)

gional pain syndrome：CRPS）患者の一次体性感覚野の機能に関するシステマティックレビューを行った．結果として，5つの論文が健肢との比較，3つの論文が健常人との比較をしているが，すべての論文において一次体性感覚野の体部位再現が狭小化していることが明らかになった．

　また，身体を動かさなくなることによって生じる運動意図と感覚フィードバックの解離が生じると，身体イメージの障害だけでなく，意のままにならない自己の身体に対する嫌悪感が惹起し，最終的に仕事など社会に復帰できない理由に痛みを帰結させる症例もみられる．たとえば，切断を求めている部位を軽く針で刺した時の皮膚コンダクタンスの変化を調べた研究[10]では，切断を求めている部位の皮膚コンダクタンスが上昇することがわかった．皮膚コンダクタンスの上昇は随意的にはコントロールできない自律神経反応であるが，この論文では自律神経反応が生じたことから，島皮質の活動異常が切断願望の要因の一つであると考察している．また，切断願望者では右頭頂連合野や右島皮質に形態学的変化が生じていることが明らかになった[11]．これらの領域は身体イメージに関連する領域である．Baierら[12]は身体所有感の変容に関連する病巣として右後部島皮質が検出されたことを明らかにした．同様に，Kleinら[13]は右後部島皮質が身体所有感の変容に関わることを示した．一方で，前述した前帯状回とこの島皮質は身体的痛みのみならず社会的痛みに関与し，両者は脳内に共通基盤をもつ[14]．したがって，この共通基盤の働きによって社会的排斥感を感じ始めると，自己の身体に対する嫌悪感だけでなく社会に対する嫌悪感が生じ始めてくる．ゆえに，リハビリテーションにおいては，こうした慢性化の変遷を防ぐことが大事である一方，痛みの感覚的側面，情動的側面，認知的側面を正確に評価し，それらの何の側面が特に強いかクリニカル・リーズニングを行う必要がある．

7.4　下行性疼痛抑制

　痛みは身体からのボトムアップ感覚情報のみでその知覚の程度が決まるのではなく，脳の働きに基づくトップダウンモデュレーションによって知覚が変調される．前者を痛みのアッセンディング（ascending）機能，後者を痛みのディッセンディング（decending）機能と呼ぶ．ここで示す下行性疼痛抑制

第7章 脳・神経科学に基づいた疼痛リハビリテーション

機能は後者のディッセンディング機能の一つである．ディッセンディング機能には痛みの予期，鎮痛の期待，注意といった認知的側面に加えて，不安，抑うつ状態に代表されるようなムードなど情動的側面も関与する（図7.4）[15]．

下行性疼痛抑制に中心的に関与するのは中脳水道灰白質であるが，この領域は大脳皮質，視床下部，扁桃体などから幅広い入力を受け，橋中脳背外側被蓋部や吻側延髄腹内側部へ投射しており，これらを経由して脊髄後角に線維を伸ばしている（図7.5A）[16]．最終的には脳幹から脊髄へ下行する制御系として，ノルアドレナリンとセロトニンを神経伝達物質として放出して，末梢から上行してくる痛み情報の抑制に関わる．また，脊髄内鎮痛メカニズムも存在しており，これは脊髄介在ニューロンから抑制性神経伝達物質であるGABAやグリシンを放出し，脊髄後角の痛覚ニューロンを抑制する（図7.5B）[16]．一方で，中脳水道灰白質はオピエート受容体をもち，この中脳水道灰白質に存在するニューロンは抑制性で，その神経伝達は延髄大縫線核の抑制を取り除く（脱抑制）．その後，大縫線核からの神経伝達は脊髄後角に投射し，介在ニューロンを介して痛み情報が脳へ伝達される（上行する）のを抑制する．これはいわゆるオピオイド鎮痛に関するメカニズムである．今日，物理療法の中でもオピオイド鎮痛を引き起こす方法として認識されているのが，経皮的末梢神経電気刺激（transcutaneous electrical nerve stimulation：

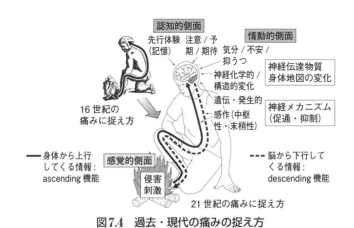

図7.4 過去・現代の痛みの捉え方

(Bingel U et al：Imaging CNS modulation of pain in humans. Physiology (Bethesda) 23：371-380, 2008より)

第7章 脳・神経科学に基づいた疼痛リハビリテーション

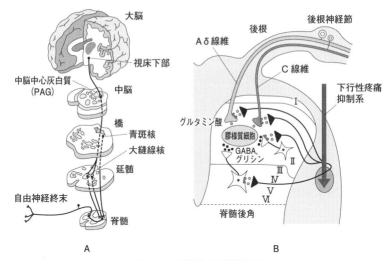

図7.5 下行性疼痛抑制系
(川崎康彦, 他：脊髄における下行性抑制系の役割. BRAIN MEDICAL 21:251-256, 2009 より)

TENS) である．現代科学では，ゲートコントロール理論という観点ではなく，エンドルフィンやエンケファリンの産生と放出を促進し，オピエート受容体に結合させることで，神経伝達物質あるいは神経修飾物質として作用し，この手続きによって痛みの程度を修飾させるといった理論に基づきTENSが治療として選択されている．オピオイド受容体の活性化は痛みを伝達させるグルタミンの放出の抑制に関わる．また，TENSによる効果はセロトニン受容体の活性化やGABAの放出を起こすことも想定されている[17]．Liebanoら[18]は，刺激開始3日目まではTENSにより鎮痛効果があるものの，5日目以降は鎮痛効果がみられないことを明らかにした (analgesic tolerance)．そしてこのanalgesic toleranceには，下行性疼痛抑制系の変化によるものではなく内因性オピオイドの拮抗物質が分泌されていることが明らかになった．analgesic toleranceが生じにくくなる方法として，高周波と低周波を組み合わせて刺激する方法がある．Desantanaら[19]は，刺激を10日間続けても鎮痛効果がみられることを確認した．この際，周波数の違いによって放出されるオピオイドの種類が異なることが示された．現在のところTENSによる鎮痛メカニズムが整理されているが，低周波の場合はμオピオイド，高

周波の場合はδオピオイドの活性化が想定されている[20]．また，脳イメージング研究によって，肩峰下インピンジメント症候群を対象に，低周波TENS群はSham TENS群に比較して，痛み刺激時の対側の一次体性感覚野，両側前帯状回の活動の減少が認められることが明らかにされている[21]．さらには，難治性疼痛の一つである線維筋痛症に3週間のTENSを試みたところ，プラセボ群やコントロール群と比較して，運動時痛と疲労感が有意に改善し，conditioned pain modulation（CPM）の評価によって下行性疼痛抑制系の活動が明らかにされた[22]．

一方，線維筋痛症やCRPSに関してはRCTを実施している報告が少ないため効果が明確でないことや，慢性腰痛や脳卒中後肩痛に対する効果は議論の段階であり，効果は乏しい，あるいはないことが指摘されている[20]．まとめると，術後疼痛などの急性痛や筋骨格系の疼痛で損傷部位，局在が明確である痛みには，TENSはある程度の効果があるものの，局在が明確でない自発痛である腰痛や神経障害性の疼痛には効果が明確でない[20]．

最近になって，一次運動野に電気刺激を行うことで下行性疼痛抑制を働かせ，それにより痛みが抑制される手段が開発されている．一次運動野に対する経頭蓋直流刺激（transcranial direct current stimulation：tDCS）の鎮痛効果を示した研究はここ最近多くなっている[23]．健常者の一次運動野に対して陽極tDCSの効果を示した研究では，刺激の後，痛みの強度および痛み関連電位の振幅に有意な低下を認めることが確認された[24]．また，神経因性疼痛患者に対する大脳皮質運動野刺激法による鎮痛メカニズムを調べた研究では，一次運動野刺激時に前帯状回が正常な活動を起こし，一次運動野刺激を止めた60分後に中脳水道灰白質が活動（この時点では前帯状回の活動は抑制）し，下行性疼痛抑制に関わる前帯状回-中脳水道灰白質がオピオイドシステムを作動させ，それにより鎮痛効果が起こることが示された[25]．さらには，3か月以上にわたってVAS4以上の痛みが続いている脊髄損傷後疼痛に対して一次運動野への陽極tDCSの効果を調べた研究では，シャムtDCSと比較して介入2日めから痛みの軽減が認められることが明らかになった[26]．これに対して，非特異的腰痛に対する一次運動野へのtDCSの効果をランダム化比較試験（二重盲検）で詳細に調べた研究[27]では，15日間介入しても，痛みの程度は

シャム刺激との間に有意な差は認められなかった．さらには，同じように慢性腰痛患者に対する一次運動野へのtDCSの効果をみた研究がある[28]．この研究では電気刺激および熱刺激による実験的疼痛閾値の変化をRCTで検証しているが，結果，電気や熱刺激による疼痛閾値に有意な変化は認められなかった．この理由として，大脳皮質の構造的あるいは機能的な変化といったいわゆる神経可塑性が影響しているのではないかと考察されている．このように非特異的な慢性痛の場合，下行性疼痛抑制が働きにくいことがしばしばある．これに関しては，以下に示す痛みの情動的側面が大いに関係していると考えられている．

7.5　痛みの情動的側面における神経科学的解釈

　神経障害性疼痛患者に対して，一次運動野を刺激し下行性疼痛抑制を活性化させるといった「大脳皮質運動野刺激法による鎮痛メカニズム」が発見されている[25]．一方，運動療法によって身体活動を起こすことでも一次運動野の活性化が起こることから，運動療法による介入であっても同様の結果が得られることは想像に難くない．すなわち，こうした神経メカニズムが運動療法による鎮痛効果を引き起こしているわけである．しかしながら，埋め込み電極前の島皮質，視床，帯状回，眼窩前頭皮質，中脳水道灰白質の脳内オピオイド受容体の量と痛みの改善率の間に相関がみられていることが報告されている[29]．つまり，そもそも痛みに関連する脳領域において，その受容体量が少なければ鎮痛効果が少なくなってしまうわけである．

　このオピオイド受容体に直接的な相関をもつのが神経伝達物質のドーパミンである．これには個人の期待や報酬が影響しているが，それによって放出されるドーパミンが増加すればするほどオピオイドの活性化を高め，活性化されたオピオイドシステムは下行性痛覚抑制系を介して侵害信号を脊髄後角で抑制し，鎮痛をもたらすことが示唆されている（図7.6）[30]．なかでも，眼窩前頭皮質，側坐核，中脳腹側被蓋野などの報酬系に関わる領域が高く活動する者はオピオイド鎮痛効果が生じやすく，オピオイドによる鎮痛は，報酬系に関わる脳領域が正常に機能していることが必要条件であると言われている[31]．鎮痛の期待は背外側前頭前野を活性化させ，この活動も報酬系に作用

第7章 脳・神経科学に基づいた疼痛リハビリテーション

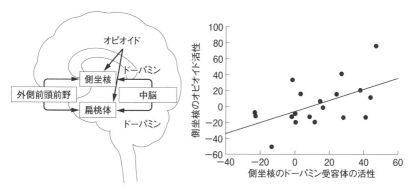

図7.6 鎮痛期待におけるオピオイドとドーパミンの関係
(Enck P et al：New insights into the placebo and nocebo responses. Neuron 59：195-206, 2008 より)

する線条体や，情動に作用する扁桃体の活動に影響を与える．薬効のないクリームを塗るといったプラセボ鎮痛による脳活動の変化を調べた研究では，前帯状回，島皮質，海馬傍回，視床の活動が減少することが明らかになるとともに，活動が増加した領域は背外側前頭前野，中脳水道灰白質であり，これは痛みの緩和の予期による下行性疼痛抑制系の作動であると考えられている[32]．

しかしながら，腰痛改善群に比べ非改善群では，直接的にドーパミン活性の影響を受ける側坐核の灰白質容量の減少が認められているのも事実である[33]．そして，内側前頭前野（眼窩前頭皮質を含む）と側坐核のコネクティビティの強さと痛みの不快感の程度の間には正の相関関係が認められることから，内側前頭前野の過活動が痛みの程度に直接的に影響していることが考えられる．これによって側坐核の働きが減少し，ドーパミン活性が起こりにくくなる[34]ことから，オピオイド鎮痛が認められないといった負の連鎖が起こってしまう．これには内側前頭前野の過活動を抑制することが重要であるが，それを抑制する脳領域が背外側前頭前野である．背外側前頭前野と内側前頭前野は互いに抑制関係にあることが知られており，その機能不全は慢性痛の原因であるという指摘は多い[35]．心理社会的モデルである痛みの恐怖－回避（fear-avoidance）モデル（**図7.7**）もこうした前頭前野の機能不全によって起こると想定されている．背外側前頭前野はワーキングメモリ機能に関わ

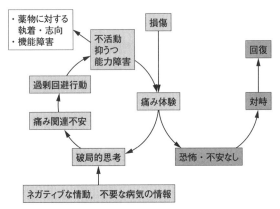

図7.7 疼痛患者における恐怖-回避（fear-avoidance）モデル

り，意図・志向性（目標志向的，かつ自発的に制御しようとする意思）により作動する．

我々は背外側前頭前野にtDCSを行い，一時的に活性化を引き起こすと痛みの主観的疼痛強度を低下させることに成功した[36]．これに対して，人為的にこうした神経変調を起こすのではなく，行動の視点から痛みを自分でコントロールしようとする意図が背外側前頭前野を活性化させ鎮痛効果に影響を与えることも報告されている[37]．これらは，痛みを抑制させるネットワークを活性化させる手続きになるわけである．ゆえに，報酬系の作動に加えて自分自身の意図に基づき目標志向的に行動を起こすことは，痛みをコントロールするうえで重要な役割を担っていると言えよう．

7.6 痛みの情動的側面に対するリハビリテーション戦略

痛みの情動的側面に対する臨床介入としては2つの視点から述べたい．1つは周期的な運動療法の効果である．Scheefら[38]はコントロール条件である歩行運動とランニング運動を比較した．その結果，ランニング条件後では，痛みの閾値や痛み刺激を与えた時の主観的疼痛強度に変化はみられなかったが，マクギル疼痛質問票の感情的表現において有意に低下することが判明した．この際，コントロール条件よりも運動後に痛みを与えた際の前帯状回や島皮質の活動が減少することも明らかにされている．我々も周期的なペダリ

ング運動の介入を行うことで，介入前に比べ前帯状回の活動が低下することを明らかにした[39]．この研究では生化学的な解析も行っているが，その結果，ペダリング運動は5-HT（セロトニン）を活性化させ，その活性化の程度と前帯状回の活動には負の有意な強い相関関係が認められた．すなわち，セロトニン放出量が高い者ほど前帯状回の活動が抑制されることがわかった．セロトニンは不安や緊張をコントロールしている神経伝達物質であるが，こうした結果を受けると，痛みに関連する情動的評価を実施し，不安や緊張の高い傾向がある者に対しては，周期的な運動療法を施行することによって，痛みの緩和の効果が期待される．

運動が慢性痛を改善させるかについてはレビューされているが，健常人を対象とした場合は，運動によって内因性オピオイドが放出されることによって鎮痛が生じるというエビデンスは多いものの，神経障害性の疼痛者に対しては，運動をしても内因性オピオイドが放出されずに鎮痛効果がないことがあると指摘されている[40]．また，先に示したように慢性腰痛患者に対して一次運動野にtDCSで刺激しても疼痛閾値に有意な変化を認めない．すなわち，前頭前野や報酬系に関与する脳領域（側坐核）の機能不全などが効果をもたらさない原因として考えられる．こうした場合，ドーパミン作動を意図した介入（認知行動療法や学習手続き）による鎮痛効果を求める必要があり，とりわけ運動療法であっても目標志向的な学習要素を伴うエクササイズの介入や，痛みの軽減そのものを目標とするのではなく，それ以外の目標（たとえば達成感の得られる作業や学習課題）をたて（目標値を設定し），その課題を解決・クリアしていく手続きを考えなければならない．こうした手続きによる学習課題に基づいた鎮痛効果は，セロトニンによる直接的な下行性疼痛抑制ではなく，ドーパミン作動系に基づいたものになる．したがって，報酬価値が存在する運動療法や作業課題を実践していくことが求められる．情動的評価に基づけば，不安や緊張といった症状よりも抑うつの程度が高い者がこれの適応になるであろう．

慢性痛に対する認知行動療法の中でもAcceptance and Commitment Therapy（ACT；個人の価値観を尊重しながら教育を行う手続き）という方法を用いた場合，痛み刺激時において治療前と比較して腹外側前頭前野の活性化

第7章 脳・神経科学に基づいた疼痛リハビリテーション

が起こるとともに，不安や抑うつの程度が有意に改善し，痛み強度は治療前より低下することが確認された[41]．先に示した背外側前頭前野は目標志向的な活動における意思決定や注意に関与するが，腹外側前頭前野は思考の柔軟性に関与する[42]．心理検査結果から，ストレス因子を受け入れ，そのストレス因子とうまく付き合って生活するという思考ストラテジーをもつ者は，痛み刺激を予期している時の腹外側前頭前野の活動が高く，その活動と主観的疼痛強度は負の相関を示すことが明らかになっている[43]．よって，認知行動療法の実践は情動的評価において痛みに対して固執（反芻）傾向があるケースに対して適応することが望ましいと考えられる．本来，痛み刺激が繰り返されると，その痛み知覚に対して順応（habituation）を起こす．我々は侵害刺激に基づく痛みを繰り返し起こした結果，繰り返すことで第二次体性感覚野，後部島皮質の活動に有意な低下が認められることを明らかにした[44]．すなわち，こうした痛み関連領域の脳活動の減弱化が順応に関わっている．これに対して，自らの痛みが増大すると心理的に思い込んでしまうと，同じ痛み刺激にもかかわらず，その主観的疼痛強度に順応が起きないことが明らかにされ，その際，島皮質の活動が増大することが明らかになっている[45]．日々の痛みの主観的な強度の変化，そしてその時に起こった出来事や感情，行動などを記録させていく痛み日記の臨床導入は，主観的疼痛強度が状況や文脈に応じて変化することを対象者に学習させるための道具でもある．すなわち，固執からの脱却のための心理的道具としての利用価値が高く，療法士は患者に対して，その変化がなぜ生じるかについて，良心的かつエビデンスに基づいた適切なフィードバックを与え，患者に学習を促進させることができる．すなわち，こうした介入は「痛みは変化しない（固執）」「余計悪くなってしまう（拡大視）」といった破局的思考の意識を変えるための患者と療法士の共同注意を働かせる治療としてのコミュニケーション道具になる．

　これまで述べてきた不安・緊張，抑うつ，固執（反芻），拡大視といった情動的要素はHospital Anxiety and Depression Scale (HADS), State-Trait Anxiety Inventory (STAI), Pain Catastrophizing Scale (PCS) などで用いて評価し，周期的な運動療法，目標志向的（報酬価値のある）課題，認知行動療法などの何を重点的に適応するべきか，意思決定する必要がある．

第7章 脳・神経科学に基づいた疼痛リハビリテーション

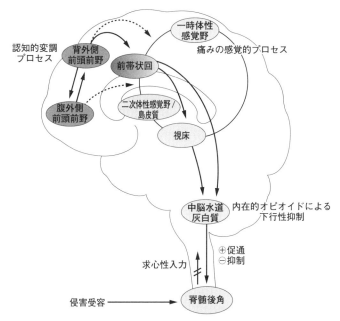

図7.8 前頭前野による疼痛制御に関する神経メカニズム
(Wiech K et al：Neurocognitive aspects of pain perception. Trends Cogn Sci 12:306-313, 2008より)

いずれにしても，痛みの制御には背外側前頭前野と腹外側前頭前野，そして前帯状回と中脳水道灰白質による神経ネットワークが重要である[46]．図7.8は前頭前野による疼痛制御に関する神経メカニズムの概要であるが，今日では背外側前頭前野の働きに基づく注意などの認知的操作による制御，そして腹外側前頭前野の働きによる痛みの思考柔軟化による制御が痛みを抑制することが明らかになっている．

7.7 痛みの社会的側面に対するリハビリテーション戦略

先に示したように，社会的痛みの感受性と身体的痛みの感受性は直接的な正の相関を示し，それに共通した神経基盤が前帯状回，島皮質の活動である．これまでは慢性痛における情動的側面について述べてきたが，神経科学から考えるとこの社会的側面も慢性痛に大きく関与している．Eisenbergerら[47]はコンピュータ上でキャッチボールをするサイバーボール課題（**図7.9**）

第7章 脳・神経科学に基づいた疼痛リハビリテーション

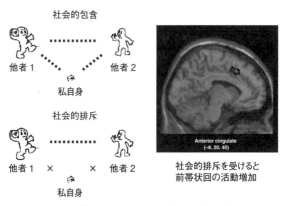

図7.9 社会的な痛みに関連する神経基盤
(Eisenberger NI et al：Does rejection hurt? An FMRI study of social exclusion. Science 302：290-292, 2003 より)

を用いて，社会的包含時と社会的排斥時の脳活動の違いを検証した．包含時とはキャッチボールの最中に自分自身にボールが回ってきて，参加している意識が起こることであり，排斥時とはその最中に自分自身にボールが回ってこず，参加している意識が起こらなくなることである．結果として，社会的排斥を受けると前帯状回の活動が増加し，その増加は主観的排斥感と正の相関を示した．また，前頭前野の活動とは負の相関関係がみられた．面白いことに，前帯状回の活動と前頭前野の活動には負の相関関係がみられ，前頭前野の活動は前帯状回の活動を抑制することがわかった．

Takahashiら[48]は人間の妬みを起こす神経基盤を発見した．その結果，妬み時には前帯状回の活動が増加し，その強さと前帯状回の脳活動の間には正の相関関係がみられた．さらに妬みの感情が強い者ほど，他人に不幸が起こった際に報酬系を構成し，快楽中枢である腹側線条体（側坐核）の活性化を認めることがわかった．すなわち，他者との社会的関係によって起こる報酬によって，劣等感が軽減されることがわかった．我々は被験者に対して妬みの感情を一時的に起こさせ，その感情を起こした後に痛みを加えると，主観的疼痛強度が増加することを明らかにした[49]．一方で，相対的な劣等感が軽減されることで，心の痛みが緩和されることは，人間は物質的な報酬だけでなく，社会的な報酬によって心の痛みが緩和されることを示しており，そ

第7章　脳・神経科学に基づいた疼痛リハビリテーション

れらの脳内基盤は基本的に共通している[50]．

こうした社会的側面を有した痛みの軽減に対しては，たとえば温熱による痛み刺激を受けている時に恋愛パートナーの顔写真を見るだけでも主観的な痛みが低下したり[51]，既婚の女性を対象としたfMRI研究では，電気刺激に対する情動関連領域の賦活が夫に手を握られることによって軽減する[52]ことなど，社会的関係性を保つことが重要な要因であることがわかる．そして，社会的な痛みに関してはソーシャルサポートによって社会的疎外感を与えないことが重要になる．現に社会的ストレスを強く感じる者ほど，痛みの不快感に関する閾値が低いことも明らかになっている[53]．その一方で，社会的サポートを強く感じている者はサイバーボール課題での前帯状回の活動が低くなり，社会的サポートはコルチゾールといったストレスホルモンの抑制に関わることが示唆されている[54]．Turk[55]は慢性痛のモデルを図7.10のように示した．慢性痛は急性痛とは根本的に異なり，なかでも心理社会的側面の影響が多く，その主たるポイントは痛みによって起こる行動と痛みよって損失される社会的役割が問題である．現代の科学は，慢性腰痛患者の治療は能力の低下と破局的思考に注意を向け，社会参加に働きかける必要がある[56]ことや，慢性腰痛者はアイデンティティーの欠如により，社会的役割を果たすことができていないことが大きな問題である[57]ことを指摘している．その際，重要になるのが行動変容と意識改革である．すなわち，痛みを直接的に治療するのではなく，痛みによって起こる動作障害の改善・克服，そして不安をあおる情報を整理・コントロールし，科学的かつ専門的な正確な知識に基づ

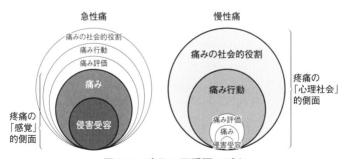

図7.10　痛みの五重円モデル

(Turk DC：Are pain syndromes acute or chronic diseases? Clin J Pain 16：279-280, 2000 より)

いた患者教育が重要である．そして，自己をメタ認知するトレーニングや，家族，友人との関係性を築くこと，さらには仕事に復帰した際，同僚とポジティブなコミュニケーションを形成することなど，社会に働きかけた介入が必要である．したがって，病院や施設の介入のみに執着せず，もっと社会に開かれた意識のもと，対象者の社会的基盤の獲得に向けた行動を学際的・集学的アプローチによって喚起させていくことが重要であることは言うまでもない．

7.8　痛みの認知的側面における神経科学的解釈

　一般的に慢性痛患者では，身体の知覚経験の変化に伴い一次感覚野や一次運動野の体部位再現が変化することが多くの研究によって明らかにされている．Maihöfnerら[58]は大脳皮質の体部位再現の程度と痛みの強度には相関関係があることを明らかにした．これまでの研究によって，体部位再現の変化には罹患期間，不動，そして不動による体性感覚入力の減少が影響すると考えられている．この神経メカニズムは痛みによって運動が抑制され，痛みを避けるような行動をとることによって学習性不使用が生じ，不使用が継続することで患部の体部位再現が狭小化され，その結果，疼痛抑制に関与する皮質機能が低下し，痛みが慢性化されるというものである[8]．これは，そもそもは脳損傷後の運動障害，すなわち片麻痺の病態を説明するメカニズムであったが，本来脳損傷をきたしていない疼痛患者においても，麻痺ではなく痛みによる身体の不使用によって二次的に脳の機能不全が起こることが明らかになっている．こうした皮質機能不全による疼痛抑制機構の破綻は，痛みの重症度や運動機能に影響を与えることが示唆されている[59]．また，CRPS患者の一次運動野では脱抑制が生じていることも示されており[60]，今日では不動期間が長引くことで脳の機能不全を引き起こすことが周知となっている．

　Vartiainenら[61]は，CRPS患者に対して母指に触覚刺激を加えた際の脳活動を記録しているが，その結果，CRPS患者では健常者と比較して，一次体性感覚野の体部位再現における母指－小指間の距離が縮小しているのとともに，後頭頂葉（posterior parietal cortex）の活動が減少することを明らかにした．そしてこの活動減少がneglect-like syndromeを引き起こしていると考

察した.頭頂葉が身体イメージ生成に関与することはこれまで述べてきたが,その特徴はこの領域にて多種感覚統合が起こり,それによって身体イメージが生成されるというものである.古くから感覚情報に不一致が生じると不快感が出現することがわかっている[62].McCabeはユニークな研究手法を用いて,視覚と運動感覚の間に情報の不一致を起こさせると約半数の被験者で不快情動が起こり,そして15%の被験者で痛みが出現することを報告した(図3.21)[63].この研究は最近になってより細かく分析されている.その結果,一致・不一致の間で痛みの程度の変化に有意差はなく,むしろ不一致で大きく出現したのが余剰幻肢や被験者によって異なるさまざまな異常知覚であることがわかった[64].

四肢切断後の幻肢痛,不全脊損後の痛み,そして整形外科疾患後のCRPS,これらに共通するのは患者個人から発せられるさまざまなメタファーを利用した痛み表現である.そこからは耐え難い痛みを連想するが,その共通項が異常知覚である.McCabeら[65]は,線維筋痛症を対象に先ほどの視覚と体性感覚の不一致課題を行うと,健常者よりも高い比率で異常知覚が出現することを報告している.つまり,異常知覚が痛みを修飾(増幅)させている可能性がある.とりわけ,痛みの主観的強度と強く関係する前帯状回は,情報の不一致や矛盾のモニタリングを行う役割をもっている[66].すなわち,感覚情報の不一致が起これば前帯状回は活性化するため,この過活動が痛みを増長させている可能性が指摘されている.また,Gietelingら[67]は,右上肢ジストニアによりCRPS typeIを呈した患者と痛みを有さない対照群を対象に,運動実行および運動イメージにおける脳活動をfMRIで比較した.その結果,運動実行においては両者ともに感覚運動野の賦活を認めるが,運動イメージ時では,CRPS患者において運動実行と類似した活動が得られないことが判明した.

これらのことをまとめると,多種感覚情報の不一致は痛みを増長させること,そして,運動イメージ時の脳活動の減弱化は期待される運動感覚の惹起を欠損させていることであり,こうした理由により,身体所有感や運動主体感の低下を招くことでneglect-like syndromeを引き起こしているのではないかと考えられる.この現象は脳損傷後の身体失認様症状と同じメカニズム

第7章 脳・神経科学に基づいた疼痛リハビリテーション

が起因していると考えられ,この問題を解決すべき臨床介入を行うことが必要である.したがって,高次脳機能障害のメカニズムの理解や脳機能の理解がまずは重要であり,脳卒中に行うような感覚情報を統合させるニューロリハビリテーション戦略が必要になる.

一方で,介入手段のみに盲目にならず,痛みがそうした認知的側面から増幅されているか判断しなければならない.これまで述べてきたように,慢性痛はとりわけ情動的側面と認知的側面が関与していると考えられているが,ここ最近は抑うつや不安など情動的側面ばかりがクローズアップされている嫌いがある.情動的側面が問題であれば先に示した運動療法,学習療法(患者教育),認知行動療法や社会的役割の形成など,対象者の心理や情動,そしてそれをとりまく社会にアプローチしていく必要があるが,異常知覚による痛みの変調はそれでは解決にならない.そこで重要になるのが評価である.先に示した情動的側面はHADS,STAI,PCS,そして,もちろん患者との対話によるその内省を分析することが必要であるが,認知的側面は身体の知覚・身体性を評価することの重要性がいくつかの研究で報告されている.なかでも,McCabeらが開発に関わった「The Bath CRPS Body Perception Disturbance Scale」は総合的に対象者がもつ身体性を評価できるスケール(表7.2)であり,最近多くの論文で引用されている.最近になって,このスケールと神経障害性疼痛重症度評価スケールとの間には有意な相関があり,また,このスケールと二点識別覚閾値との間には有意な相関関係が認められることが明らかになった[68].よって,認知的側面の評価においては二点識別閾値の計測をこのスケールと同時に行うことが望ましい.さらには,二点識別閾値が大きい場合,主観的な身体の大きさを実際の身体よりも大きく感じるといった大きさ知覚に異常をきたしている[69]ことから,自己の身体描画も同時に行うことが望ましい.

いずれにしても,痛みの脳の問題は前頭前野や大脳辺縁系に責任の所在がある情動的側面だけでなく,頭頂葉の機能不全に基づく身体知覚などといった認知的側面の問題と痛みの主観的強度に相関があることも示されている[70].痛みに対するニューロリハビリテーションは,むしろこの側面にターゲットを置き臨床介入していくことが重要である.そのためには,まずは慢

第7章 脳・神経科学に基づいた疼痛リハビリテーション

表7.2 Bath Body Perception Disturbance scaleの一例

1) 障害された部位は自分にとってどのように感じますか？
   自分の体に合っている＝0 1 2 3 4 5 6 7 8 9 10＝完全に分離している
2) 身体の位置をどれくらい意識できますか？
   しっかり意識できる＝0 1 2 3 4 5 6 7 8 9 10＝全く意識できない
3) 身体を見たり考えたりするときにどれくらい注意をはらってますか？
   最大の注意が必要＝0 1 2 3 4 5 6 7 8 9 10＝全く注意を払わない
4) 身体に対しての感情はどれくらい強いですか？
   とても良い感情＝0 1 2 3 4 5 6 7 8 9 10＝とても悪い感情
5) 下記の事項において，実際に身体を見たり触ったりする時の感覚と頭の中で感じるもので違いがあるものがありますか？
   大きさ：はい いいえ コメント：
   温度：はい いいえ コメント：
   圧迫感：はい いいえ コメント：
   重さ：はい いいえ コメント：
6) 身体の切断を望んだことがありますか？ はい・いいえ
7) もしあったのならば，それはどれくらい望みましたか？
   全く望まない＝0 1 2 3 4 5 6 7 8 9 10＝とても強く望んだ
   切断を望んだ身体部位：

(Lewis JS et al : Perceptions of the painful body: the relationship between body perception disturbance, pain and tactile discrimination in complex regional pain syndrome. Eur J Pain 16:1320-1330, 2012 より)

性痛の問題の所在が情動的側面か認知的側面かを明確にする必要がある．

7.9 痛みの認知的側面に対するリハビリテーション戦略

　痛みの認知的側面に対する代表的なニューロリハビリテーション戦略としては，運動イメージや運動観察，さらには知覚イメージなどがある．これまでイメージの評価は質問紙が中心であり，対象者のバイアスに左右されることがしばしばあった．最近になって我々は，引き抜き損傷によって上肢を切断し，その後に幻肢痛を呈した症例を対象に痛みの主観的強度と幻肢の運動表象との関係を調べた[71]．その際，健肢では直線を描き，幻肢にてイメージにて円を描こうとしながら，健肢で描く直線の横軸への歪みを幻肢の運動イメージの定量的指標（bimanual circle line coordination task：BCT）として扱った（図4.15）．これに用いたBCTは幻肢の随意運動を定量的に評価することのできる手法であり，健康な手で直線を描くのと同時に幻肢で円を描くと健康な手で描く直線が円形に歪むという現象を利用したものである．なお，健側手で描く直線の歪みが大きければ大きいほど幻肢で円を描く運動が

第7章 脳・神経科学に基づいた疼痛リハビリテーション

行われていることを意味している．結果として，この定量的に評価された幻肢の随意運動（BCTにおける直線の歪みの程度）が残存している症例は幻肢痛が弱く，幻肢の随意運動が損失されている症例では幻肢痛が強いということが明らかにされた．対象者は健肢で直線を描きながら幻肢で円を描くように指示されるが，幻肢痛が重度な者は健肢で描く直線が歪まず，幻肢痛が軽度なものは健肢で描く直線が歪む．つまり，幻肢の運動が鮮明にできる者は幻肢痛が軽度である．

Moseleyは，①目の前に提示された写真の手が左手か右手かを識別する手の左右認知課題，②心的に求められた運動をイメージ想起する課題，③ミラーセラピーの3つからなる介入を①から③の順に行うことで，手関節骨折によるCRPS type1症例にて疼痛軽減が起こることをRCT研究や症例研究によって明らかにした[72,73]．この順序で行うのは身体の意識をいきなり顕在化させてしまうと痛みを惹起させかねないので，初期は意識させずとも回答できる手の左右認知課題（いわゆるメンタルローテーション課題）（図4.12）から介入し，その後，意識を顕在化させていく手続きに移行させるねらいがある．

我々は，肩疾患患者60名を対象に手のメンタルローテーション課題を臨床実践した．当初は健側と患側との間の反応時間に有意差があることが確認され，患側の手が画面に出た際には反応時間が遅れることがわかったが，この課題を実践することで健側と患側の反応時間に有意差がみられないようになり，それと関連するように肩の痛みの軽減が認められることが確認された[74,75]．手は物体と相互作用する効果器であり，その手の形を認識することは肩の動きを潜在的に予測することであり，こうしたプロセスによって運動関連領域の活性化につながり，疼痛軽減に効果的に作用したことが考えられる．現に我々はメンタルローテーション課題時において頭頂葉や運動前野などの運動関連領域の活性化を確認している[76]．

一方で，前述したミラーセラピーはRamachandranらによって開発された「健側を鏡に写すことであたかも患側があるように錯覚を生じさせるもの」である（図4.16）が，この原理は切断によって失った手の体性感覚に基づく記憶情報（体性感覚）と視覚的な錯覚の惹起に基づく情報（視覚）との間に整合性をもたらすというものであり，実際的な介入によって幻肢痛の緩和が報

第7章 脳・神経科学に基づいた疼痛リハビリテーション

告されている[77]．我々は余剰幻肢痛を呈する高位頸髄損傷患者に対して，視覚的運動錯覚を生じさせる試みを通じて疼痛緩和が起こることを報告した[78]．しかしながら，痛みの認知的側面に対する介入は，体性感覚における痛みの性質を厳密に捉えなければならない．Sumitaniら[79]は，ミラーセラピーの介入効果がみられた症例は固有受容感覚に関連した性質の痛み（例：ねじれるような）であり，皮膚受容感覚に関連した性質の痛み（ナイフで刺されたような）には効果がなかったことを明らかにしている．

これに対しMoseleyらは，CRPS患者を対象に皮膚触覚識別課題を開発した（図7.11）[80]．これは手の痛みを有する患者を対象に，手背部に1~5までの番号を，位置を変えて記入し，その番号に対して触覚刺激を行い，視覚を利用せず触覚のみで空間知覚するものである．この際，単に触覚を刺激するだけでは効果を認めないが，位置を識別させるように介入すると痛みの主観的強度を低下させ，二点識別覚を鮮明化させる効果を示すことが明らかになった．我々もアロディニアを有し，触覚性の痛みを有する下肢のCRPS患者に対して，下肢に対する触覚識別課題（この場合はクッションを対象部位に当て，その位置を言語にて同定させる課題）を用いて臨床介入したところ，接触された位置が同定できるようになり，痛みの軽減ならびにアロディニアの症状が

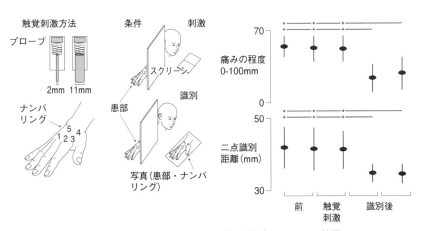

図7.11 CRPS患者に対する触覚識別課題とその効果

（Moseley GL et al：Tactile discrimination, but not tactile stimulation alone, reduces chronic limb pain. Pain 137：600-608, 2008 より）

第7章　脳・神経科学に基づいた疼痛リハビリテーション

改善することを報告した[81]．これらの成果から，痛みが表在感覚か固有感覚由来のものかを評価し臨床実践すべきであることがわかる．加えて，外界からの感覚刺激は身体表象を介して知覚として情報化される[82]が，これらの課題では，接触されている位置を識別させているところに特徴があり，このプロセスが身体性の再構築に関与していると考えられる．

　一方，運動イメージ想起による介入は注意を要することが指摘されている．Gustinら[83,84]は運動イメージ想起によって逆に痛みが増大することを報告した．痛みに対する情動的側面が運動イメージによって喚起されると，痛みを鮮明化させてしまう可能性がある．これを打開する手段として，我々は図7.12に示した視線認知に基づいた運動観察療法を開発した[85]．この課題は頸部痛患者を対象に考案したものであるが，後方から他者の頭頸部の回旋運動を観察し，その動きから他者が何を観察しようとしたかその意図を推定させるものである．意図を推定する際には，患者は後方から他者の運動を観察しながら，あたかも自分が回旋運動をしているように運動をシミュレーションしなければならない．結果として，意図を推定せずに他者の動きを単に観

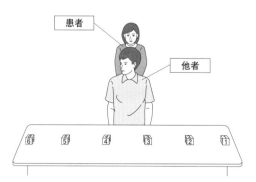

図7.12　頸部痛患者に対する視線認知に基づいた運動観察療法の実際
患者は他者（実験者あるいは療法士）の後方に座り，他者の頭頸部運動を後方から観察し，どの標的（番号）を意図的に観察したかを回答する課題である．患者からは標的の番号は見えない．なお，患者にはあらかじめ観察し記憶していた標的の番号の中から，現在進行形における他者の頭頸部の運動に基づき，どの標的を観察しているか即座に推定し回答するように求めている．
(Nobusako S et al：Effectiveness of the gaze direction recognition task for chronic neck pain and cervical range of motion：a randomized controlled pilot study. Rehabil Res Pract 2012：570387, 2012より)

察している群に比べ，どの視標を観察したか前方にいる他者の意図を読み取ろうとしながら頸部運動をシミュレーションした群では，有意な疼痛軽減ならびに頸部関節可動域の増大を認めた．その効果量は電気刺激といった物理療法を介入した群よりも有意に大きいことが示された．このように，運動観察療法は意識的にイメージさせない特徴をもち，運動イメージによって痛みが惹起されてしまう患者に対して効果を示すことが期待できる．こうした運動イメージや運動観察は脳内でトップダウン的にシミュレーションする介入手法である．

　不動が痛みに関与することは周知であるが，不動が余儀なくされた運動器疾患において，その期間，いかにして脳内の体部位再現を維持するかが慢性化を防ぐ意味でも重要であるが，痛みが出現する場合，無理に運動させ末梢からの求心性情報を脳に入力することは難しい．また，靱帯損傷や骨折などの外傷や手術後に患部をギプス固定することは，古くからの医学的処置であり，損傷組織の治癒過程の促進に有用であると考えられている．しかしながら，ギプス固定に基づく不動により4～5割程度の患者がCRPSやアロディニアを発生することも指摘されている[86]．

　急性期において慢性化させない手法としてはボトムアップ的に運動感覚情報を起こすことが望ましいことが確認されている．Rollら[87]は手・指を固定して5日間の不動をつくり，そのうちの半数には固定期間中に振動刺激による運動錯覚を生じさせた．その後，固定除去し，手の実運動中の脳活動をfMRIで計測したところ，振動刺激を介入しない群では一次体性感覚野，一次運動野，下頭頂小葉，補足運動野，運動前野といった運動関連領域の活動が介入群に比べ有意に低下することが明らかになった．

　腱振動刺激によって筋紡錘の発射活動を引き起こし，その求心性入力から刺激された筋が伸張されていると知覚することであたかも自己の関節運動が生じたような運動錯覚が惹起されることは**第4章**で述べた通りである．そして我々も実運動と運動錯覚が等価的に脳が賦活することを明らかにした[88]．腱振動刺激による運動錯覚は実運動を起こしておらず，より痛みを生じさせることなく運動知覚を惹起させることができる．すでにCRPS患者を対象にして振動刺激による運動錯覚が痛みや関節可動域に影響を与えるかについて

第7章 脳・神経科学に基づいた疼痛リハビリテーション

調べられているが,マッサージ,ドレナージ,作業療法,理学療法,電気刺激といった通常の10週間のリハビリテーションに加えて,振動刺激を行った群において疼痛軽減のより高い効果,そして即時効果が著明であることが報告されている[89].

このような知見を受け,我々は橈骨遠位端骨折患者を対象に準ランダム化比較試験を行った.その結果,手関節総指伸筋腱に振動刺激を加え手関節の運動錯覚を生じさせた群は,非介入群に比較して主観的疼痛強度が有意に減少し,その効果が持続することを明らかにした[90].すなわち,こうしたボトムアップ刺激に基づく脳内で運動錯覚を発生させる戦略は慢性化させない手続きになると期待される.最近の我々の調査研究において,人工膝関節置換術後症例において情動的側面である痛みに対する固執が強く,かつneglect-like syndromeを呈する者がより痛みの慢性化を引き起こすことがわかった[91].したがって,早期から知覚・認知的側面へ介入することは慢性化を予防する意味で有用なアプローチになると言えるであろう.

一方,痛みは身体知覚の大きさにも影響する.Baileyら[92]は,CRPS患者は主観的に感じる身体の大きさを実際よりも大きく感じていることを指摘している(図7.13).そしてその大きさは罹患期間と正の相関関係を示し,大きく感じる者ほど痛みが強いことがわかっている.また,視覚的錯覚によって自己の手を大きく知覚する際,その錯覚した手に痛み刺激を加えると痛みが増大することがわかっている[93].しかしながら,我々は手が2倍の大きさに見える錯覚鏡を用意し,手を大きく錯覚させた後,痛み刺激を加えるとその痛みが増大する者と変わらない者が存在することを発見し,増大する者は自己の身体に対してネガティブな観念をもっていることを実証した[94].摂食障害者では自分自身の写真のように見られているとイメージすると前帯状回の活動が増大することがわかっている[95].このように自己の身体意識や観念,すなわちどのように見えているか,どのように見られているかといった身体性の意識が脳の活動を変化させてしまう.さらに我々は,こうした身体意識は大きさだけでなく,傷があるラバーハンドを自己の身体のように錯覚(ラバーハンド錯覚)した際にも痛みを感じやすくなることを明らかにした(図3.19)[96].Martiniら[97]は,健常者に対して,virtual reality systemを用いて

第7章 脳・神経科学に基づいた疼痛リハビリテーション

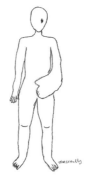

図7.13　CRPS患者の身体描画の一例
神経障害性疼痛患者は主観的に感じる身体の大きさを実際よりも大きく感じている．また，大きく感じる者ほど痛みが強く，その大きさは罹患期間に正の相関を示す．
(Bailey J et al：Imaging and clinical evidence of sensorimotor problems in CRPS: utilizing novel treatment approaches. J Neuroimmune Pharmacol 8：564-575, 2013 より)

　自身の手の色が変わったという錯覚を生じさせた時の熱刺激による疼痛閾値の変化を調査したところ，自分の手が赤くなったと錯覚している時は「炎症」などのイメージが想起されて熱刺激による疼痛閾値が低下するが，手が青くなったと錯覚している時は「冷却」などのイメージが想起されて熱刺激による疼痛閾値が増加することを報告した．さらに，実際の手と暗く映る手を見ている時よりも虫唾の走るような手を見ている時には「手にうずくような感覚を感じる」という質問に対する点数が有意に高いことがわかった[98]．さらに「実際の手」に対して身体所有感を感じていない者ほど「虫唾の走るような手」を見ている時にうずくような感覚が大きいことがわかり，その結果から，臨床的に説明ができない症状（medically unexplained symptoms）には，このようなトップダウンの身体イメージが関与しているのではないかと考察されている．すなわち，前述の身体性の章で述べた（図3.17）ように，個人の情動体験，文脈や信念，さらには自己と他者との関係などのトップダウンの意識によって個人の身体性の変容を生じさせ，それによって痛みの程度が変容してしまうわけである．

第7章　脳・神経科学に基づいた疼痛リハビリテーション

まとめにあたって

　これまで述べてきたように，痛みの問題解決のためには，単なる侵害刺激や侵害刺激が脳に伝わって生じる痛みの知覚だけを取り上げるだけでは不十分である．このような背景から，世界的な痛み研究・臨床の方向性は，狭義の感覚的・運動的のみの視点からの脱却が図られようとしている．現在の痛み研究・臨床は，①感覚・運動神経科学的視点，②知覚・認知神経科学的視点，③情動・社会神経科学的視点に整理される．感覚・運動神経科学的視点における評価は，主観的な疼痛強度（VASやNRSなど），運動機能動作能力，感覚機能などであり，これは主に急性痛の様相が強いことから，急性期における運動や感覚入力が疼痛の慢性化を予防しうる有効な治療となるか，その効果ならびにメカニズムを速やかに今後検証していく必要がある．現在のところ，不動期間の延長が痛みの慢性化を起こすことは明白であり，運動実行や感覚入力を積極的に行い脳内の体部位再現の狭小化を防ぐべきである．知覚・認知神経科学的視点における評価は，知覚能力（二点識別覚など），身体イメージ（Body Perception Disturbance Scaleなど），運動イメージ（KVIQやBCIなど）によって行い，これに問題がある場合は，イメージ・観察を中心に行い身体性の再構築を求めて治療を実践すべきである．情動・社会神経科学的視点の評価は，抑うつ・不安（HADS, STAIなど），破局的志向（PCSなど），行動レベル，社会的関係性などを調べ，それに問題がある場合は，行動変容のための活動レベルをあげること，そして対話・共感的態度に基づき認知行動療法や患者教育を実践していきつつ，最終的には社会的役割を担うためのソーシャルサポートを行っていく必要がある．

　いずれにしても，疼痛は個人の主観的な体験を示すことから，感覚的な側面だけでなく，認知的あるいは情動的側面をもつ特徴がある．このように痛みは多面性を有することから，それを鑑み，疼痛そのものではなく，痛みを有する患者全体を "一人の個（whole body）" として捉え，包括的にアプローチしていかなければならない．このように，痛みに対する臨床の手続きが包括的である以上，臨床研究においても，その多面性を理解するうえで，多方向から重要なデータを集学的リハビリテーションの立場から積極的に示していく必要があろう．

引用文献

1) Apkarian et al：Human brain mechanisms of pain perception and regulation in health and disease. Eur J Pain 9：463-484, 2005.
2) Jackson PL et al：How do we perceive the pain of others? A window into the neural processes involved in empathy. Neuroimage 2771-779, 2005.
3) Rainville P, Duncan GH, Price DD, Carrier B, Bushnell MC：Pain affect encoded in human anterior cingulate but not somatosensory cortex. Science 277：968-971, 1997.
4) deCharms RC et al：Control over brain activation and pain learned by using real-time functional MRI. Proc Natl Acad Sci USA,102：18626-18631, 2005.
5) Hofmann S et al：The painful knee after TKA: a diagnostic algorithm for failure analysis. Knee Surg Sports Traumatol Arthrosc 19：1442-1452, 2011.
6) Wylde V et al：Persistent pain after joint replacement：prevalence, sensory qualities, and postoperative determinants. Pain 152：566-572, 2011.
7) Morioka S et al：Neurorehabilitation of Chronic Pain：Relationships among Pain, Motion, and Perception. Int J Phys Med Rehabil 1：1000132, 2013.
8) Punt TD et al：Neglect-like symptoms in complex regional pain syndrome: learned nonuse by another name? Pain 154：200-203, 2013.
9) Di Pietro F et al：Primary somatosensory cortex function in complex regional pain syndrome: a systematic review and meta-analysis. J Pain 14：1001-1018, 2013.
10) Brang D et al：Apotemnophilia:a neurological disorder. Neuroreport 19：1305-1306, 2008.
11) Hilti LM et al：The desire for healthy limb amputation: structural brain correlates and clinical features of xenomelia. Brain 36：318-329, 2013.
12) Karnath HO et al：Right insula for our sense of limb ownership and self-awareness of actions. Brain Struct Funct 214：411-417, 2010.
13) Klein TA et al：Error awareness and the insula: links to neurological and psychiatric diseases. Front Hum Neurosci 7：14, 2013.
14) Eisenberger NI：The pain of social disconnection: examining the shared neural underpinnings of physical and social pain. Nat Rev Neurosci 13：421-434, 2012.
15) Bingel U et al：Imaging CNS modulation of pain in humans. Physiology (Bethesda) 23：371-380, 2008.

16) 川崎康彦，他：脊髄における下行性抑制系の役割．BRAIN MEDICAL 21：251-256, 2009.
17) DeSantana JM et al：Effectiveness of transcutaneous electrical nerve stimulation for treatment of hyperalgesia and pain. Curr Rheumatol Rep 10：492-499, 2008.
18) Liebano RE et al：An investigation of the development of analgesic tolerance to TENS in humans. Pain 152：335-42, 2011.
19) Desantana JM et al：Modulation between high- and low-frequency transcutaneous electric nerve stimulation delays the development of analgesic tolerance in arthritic rats. Arch Phys Med Rehabil 89：754-760, 2008.
20) Sluka KA：Mechanisms and Management of Pain for the Physical Therapist. IASP press 2009.
21) Kocyigit F et al：Functional magnetic resonance imaging of the effects of low-frequency transcutaneous electrical nerve stimulation on central pain modulation: a double-blind, placebo-controlled trial. Clin J Pain 28：581-588, 2012.
22) Dailey DL et al：Transcutaneous electrical nerve stimulation reduces pain, fatigue and hyperalgesia while restoring central inhibition in primary fibromyalgia. Pain 154：2554-2562, 2013.
23) Mylius V et al：Noninvasive cortical modulation of experimental pain. Pain153：1350-1363, 2012.
24) Csifcsak G et al：Modulatory effects of transcranial direct current stimulation on laser-evoked potentials. Pain Med 10：122-132, 2009.
25) Garcia-Larrea L et al：Motor cortex stimulation for neuropathic pain: From phenomenology to mechanisms. Neuroimage 37：S71-9, 2007.
26) Fregni F et al：A shamcontrolled, phase II trial of transcranial direct current stimulation for the treatment of central pain in traumatic spinal cord injury. Pain 122：197-209, 2006.
27) O'Connell NE, Cossar J, Marston L, Wand BM, Bunce D, De Souza LH, Maskill DW et al：Transcranial direct current stimulation of the motor cortex in the treatment of chronic nonspecific low back pain：a randomized, double-blind exploratory study. Clin J Pain. 29：26-34, 2013.
28) Luedtke K et al：No effect of a single session of transcranial direct current stimulation on experimentally induced pain in patients with chronic low back pain - an exploratory study. PLoS One 7：e48857, 2012.
29) Maarrawi J et al：Brain opioid receptor density predicts motor cortex stimulation efficacy for chronic pain. Pain 154: 2563-2568, 2013.
30) Enck P et al：New insights into the placebo and nocebo responses.

Neuron 59:195-206, 2008.
31) Wanigasekera V et al:Baseline reward circuitry activity and trait reward responsiveness predict expression of opioid analgesia in healthy subjects. Proc Natl Acad Sci USA 109:17705-17710, 2012.
32) Wager TD et al:Placebo-induced changes in FMRI in the anticipation and experience of pain. Science 303:1162-1167, 2004.
33) Baliki MN et al:Corticostriatal functional connectivity predicts transition to chronic back pain. Nat Neurosci 15: 1117-1119, 2012.
34) Scott DJ et al:Placebo and nocebo effects are defined by opposite opioid and dopaminergic responses. Arch Gen Psychiatry 65:220-231, 2008.
35) Baliki MN et al:Chronic pain and the emotional brain: specific brain activity associated with spontaneous fluctuations of intensity of chronic back pain. J Neurosci 26:12165-12173, 2006.
36) Maeoka H et al:Influence of transcranial direct current stimulation of the dorsolateral prefrontal cortex on pain related emotions:a study using electroencephalographic power spectrum analysis. Neurosci Lett 512:12-6, 2012.
37) Wiech K et al:Anterolateral prefrontal cortex mediates the analgesic effect of expected and perceived control over pain. J Neurosci 26:11501-11509, 2006.
38) Scheef L et al:An fMRI study on the acute effects of exercise on pain processing in trained athletes. Pain 153:1702-1714, 2012.
39) Ohmatsu S et al:Activation of the serotonergic system by pedaling exercise changes anterior cingulate cortex activity and improves negative emotion. Behav Brain Res 270:112-117, 2014.
40) Nijs J et al:Dysfunctional endogenous analgesia during exercise in patients with chronic pain: to exercise or not to exercise? Pain Physician 15:ES205-213, 2012.
41) Colloca L et al:Placebo analgesia: psychological and neurobiological mechanisms. Pain 154:511-514, 2013.
42) Wiech K et al:An fMRI study measuring analgesia enhanced by religion as a belief system. Pain 139:467-476, 2008.
43) Salomons TV et al:Individual differences in the effects of perceived controllability on pain perception: critical role of the prefrontal cortex. J Cogn Neurosci 19:993-1003, 2007.
44) 大住倫弘, 他:痛みの内的体験の慣れにおける脳活動の変化過程　脳波(Electroencephalogram: EEG)を用いて. Pain Research 27:165-174, 2012.
45) Rodriguez-Raecke R, Doganci B, Breimhorst M, Stankewitz A, Büchel C,

Birklein F, May A : Insular cortex activity is associated with effects of negative expectation on nociceptive long-term habituation. J Neurosci 30 : 11363-11368, 2010.

46) Wiech K et al : Neurocognitive aspects of pain perception. Trends Cogn Sci 12 : 306-313, 2008.

47) Eisenberger NI et al : Does rejection hurt? An FMRI study of social exclusion. Science 302 : 290-292, 2003.

48) Takahashi H et al : When your gain is my pain and your pain is my gain : neural correlates of envy and schadenfreude. Science 323 : 937-939, 2009.

49) Akaguchi R et al : Social pain changes pain sensitivity in people with anxiety state. Society for Neuroscience 44th Annual Meeting Neuroscience (Abstract), 2015.

50) Lieberman MD et al : Neuroscience. Pains and pleasures of social life. Science 323 : 890-891, 2009.

51) Master SL et al : A picture's worth : partner photographs reduce experimentally induced pain. Psychol Sci 20 : 1316-1318, 2009.

52) Coan JA et al : Lending a hand : social regulation of the neural response to threat. Psychol Sci 17 : 1032-1039, 2006.

53) Eisenberger NI et al : An experimental study of shared sensitivity to physical pain and social rejection. Pain 126 : 132-138, 2006.

54) Eisenberger NI et al : Neural pathways link social support to attenuated neuroendocrine stress responses. Neuroimage 35 : 1601-1612, 2007.

55) Turk DC : Are pain syndromes acute or chronic diseases? Clin J Pain 16 : 279-280, 2000.

56) Farin E : The reciprocal effect of pain catastrophizing and satisfaction with participation in the multidisciplinary treatment of patients with chronic back pain. Health Qual Life Outcomes 13 : 163, 2015.

57) Bailly F et al : The impact of chronic low back pain is partly related to loss of social role : A qualitative study. Joint Bone Spine 82 : 437-441, 2015.

58) Maihöfner C et al : Cortical reorganization during recovery from complex regional pain syndrome. Neurology 63 : 693-701, 2004.

59) Mercier C et al : Interactions between Pain and the Motor Cortex : Insights from Research on Phantom Limb Pain and Complex Regional Pain Syndrome. Physiother Can 63 : 305-314, 2011.

60) Eisenberg E et al : Evidence for cortical hyperexcitability of the affected limb representation area in CRPS : a psychophysical and transcranial magnetic stimulation study. Pain 113 : 99-105, 2005.

61) Vartiainen NV et al : Central processing of tactile and nociceptive stimuli in complex regional pain syndrome. Clin Neurophysiol 119:2380-2388, 2008.
62) Harris AJ : Cortical origin of pathological pain. Lancet 354: 1464-1466, 1999.
63) McCabe CS et al : Simulating sensory-motor incongruence in healthy volunteers: implications for a cortical model of pain. Rheumatology (Oxford) 44:509-516, 2005.
64) Foell J et al : Sensorimotor incongruence and body perception: an experimental investigation. Front Hum Neurosci 7:310, 2013.
65) McCabe CS et al : Somaesthetic disturbances in fibromyalgia are exaggerated by sensory motor conflict: implications for chronicity of the disease? Rheumatology (Oxford) 46:1587-1592, 2007.
66) Beckmann M et al : Connectivity-based parcellation of human cingulate cortex and its relation to functional specialization. J. Neurosci 29:1175-1190, 2009.
67) Gieteling EW et al : Cerebral activation during motor imagery in complex regional pain syndrome type 1 with dystonia. Pain 134:302-309, 2008.
68) Lewis JS et al : Perceptions of the painful body: the relationship between body perception disturbance, pain and tactile discrimination in complex regional pain syndrome. Eur J Pain 16:1320-1330, 2012.
69) Peltz E et al : Impaired hand size estimation in CRPS. J Pain 12:1095-101, 2011.
70) Cohen H et al : Clinical evidence of parietal cortex dysfunction and correlation with extent of allodynia in CRPS type 1. Eur J Pain 17:527-538, 2013.
71) Osumi M et al : Structured movement representations of a phantom limb associated with phantom limb pain. Neurosci Lett 605:7-11, 2015.
72) Moseley GL : Graded motor imagery is effective for long-standing complex regional pain syndrome: a randomised controlled trial. Pain 108:192-198, 2004.
73) Moseley GL : Graded motor imagery for pathologic pain: a randomized controlled trial. Neurology 67:2129-2134, 2006.
74) 山田 実, 他：肩関節周囲炎患者における機能改善とメンタルローテーション能力の関連性. 理学療法学 36:281-286, 2008.
75) 山田 実, 他：肩関節周囲炎患者における簡易型メンタルローテーション介入の効果. 理学療法科学 24:459-462, 2009.

76) 楠元 史, 他：メンタルローテーション課題における脳活動と反応時間の関係—EEG を用いて—. 理学療法科学 29: 479-483, 2014.
77) Ramachandran VS et al：The use of visual feedback, in particular mirror visual feedback, in restoring brain function. Brain 132 (Pt 7)：1693-1710, 2009.
78) Katayama O et al：The effect of virtual visual feedback on supernumerary phantom limb pain in a patient with high cervical cord injury: a single-case design study. Neurocase 21:786-792, 2015.
79) Sumitani M et al：Mirror visual feedback alleviates deafferentation pain, depending on qualitative aspects of the pain: a preliminary report. Rheumatology (Oxford) 47:1038-1043, 2008.
80) Moseley GL et al：Tactile discrimination, but not tactile stimulation alone, reduces chronic limb pain. Pain 137:600-608, 2008.
81) Osumi M et al：Tactile localization training for pain, sensory disturbance, and distorted body image: a case study of complex regional pain syndrome. Neurocase 21:628-634, 2015.
82) Longo MR et al：More than skin deep: body representation beyond primary somatosensory cortex. Neuropsychologia 48:655-668, 2010.
83) Gustin SM et al：Movement imagery increases pain in people with neuropathic pain following complete thoracic spinal cord injury. Pain 137:237-244, 2008.
84) Gustin SM et al：Brain circuitry underlying pain in response to imagined movement in people with spinal cord injury. Pain 148:438-445, 2010.
85) Nobusako S et al：Effectiveness of the gaze direction recognition task for chronic neck pain and cervical range of motion: a randomized controlled pilot study. Rehabil Res Pract 2012:570387, 2012.
86) Allen G et al：Epidemiology of complex regional pain syndrome: a retrospective chart review of 134 patients. Pain 80:539-544, 1999.
87) Roll R et al：Illusory movements prevent cortical disruption caused by immobilization. Neuroimage 62:510-519, 2012.
88) Imai R et al：Brain Activity Associated with the Illusion of Motion Evoked by Different Vibration Stimulation Devices: An fNIRS Study. J Phys Ther Sci 26:1115-1119, 2014.
89) Gay A et al：Proprioceptive feedback enhancement induced by vibratory stimulation in complex regional pain syndrome typeI: An open comparative pilot study in 11 patients. Joint Bone Spine 74:461-466, 2007.
90) Imai R et al：Influence of illusory kinesthesia by vibratory tendon stimulation on acute pain after surgery for distal radius fractures: A quasi-

randomized controlled study. Clin Rehabil 30:594-603, 2016.
91) Hirakawa Y et al：The relationship among psychological factors, neglect-like symptoms and postoperative pain after total knee arthroplasty. Pain Res Manag 19:251-256, 2014.
92) Bailey J et al：Imaging and clinical evidence of sensorimotor problems in CRPS: utilizing novel treatment approaches. J Neuroimmune Pharmacol 8:564-575, 2013.
93) Moseley GL et al：Bodily illusions in health and disease: physiological and clinical perspectives and the concept of a cortical 'body matrix'. Neurosci Biobehav Rev 36:34-46, 2012.
94) Osumi M et al：Factors associatedwith the modulation of pain by visual distortion of body size. Front Hum Neurosci 8:137, 2014.
95) Spangler DL et al： An fMRI investigation of emotional processing of body shape in bulimia nervosa. Int J Eat Disord 45:17-25, 2012.
96) Osumi M et al：Negative body image associated with changes in the visual body appearance increases pain perception. PLoS One 9:e107376, 2014.
97) Martini M et al：What Color is My Arm? Changes in Skin Color of an Embodied Virtual Arm Modulates Pain Threshold. Front Hum Neurosci 7: 438, 2013.
98) McKenzie KJ et al：Increased somatic sensations are associated with reduced limb ownership. J Psychosom Res 78: 88-90, 2015.

あとがき

「リハビリテーションのための脳・神経科学入門」の初版は2005年5月に発行された．初版を執筆しはじめたのは，それよりさかのぼること半年前だったと記憶している．ちょうど前任地である高知医療学院を辞し，今の職場の畿央大学に着任してから半年ほどたったころで，私自身の年齢は33歳であった．このあとがきを書いている今の私の年齢は45歳，したがって，おおよそ干支でいうと一回りしてからの改訂作業になった．改訂するにあたり，10年ぶりに初版を読み返した．10年も離れていたため，なんとなく他人の書いた文章のように思えるとともに，それを読んだ率直な今の私の感想は「なんて攻撃的な文章なんだ」「なんて荒削りで下手な表現なんだ」と思うことがしばしばあり，よくもこの程度の内容や文章力で出版できたな（させていただいたな）と，自己を省みつつも，今の私では到底書けない「なんて強くて勢いのある文章だ」と，改めてその若さに嫉妬する気持ちも生まれた．同時に，その時の時代背景が走馬灯のように蘇ってきた．

当時を振り返ると，大局的に概観すれば，世間は今のように脳・神経科学を積極的にリハビリテーション医療に取り入れようとする意識をほとんど持ち得ていなかった．関連する学会で発表しても，「脳の研究や脳科学の考え方なんかリハビリテーション医療（特に理学療法）に必要ない」「なんでそんな学問が必要なんだ」「あなたのやっていることは変わっているね（わからない）」などと揶揄されることもしばしばあった．その一方で，当時の私には強い信念があったようにも思える．

フランスを中心とした欧州での研修を終えて帰国した29歳の時，とある国内誌の編集部から誌面上でインタビューを受けた．そのインタビュー記事の結語は次のようにしめられている．「森岡氏がこれから取り組んでいきたいと考えているのが神経生理学，神経運動学，神経心理学を融合した脳と行動の研究，それをあくまでも理学療法のレベルで行うことで旧来の運動療法を変えることだそうだ（原文記載，森岡 周．原点に立ち返って運動療法を見直したい：PTジャーナル34：731, 2000）」．この文章を読む限り，当時は脳と行動を結びつける考え方（臨床や研究）は決して定着していないこと，と同時に，なんとかその重要性を知ってもらいたいという強い一人称的な意志をこの文章から感じ取ることができる．最近になって，同じ雑誌が50周年を迎えることで，その特集号にエッセイを寄稿してもらいたいと執筆依頼を受けた．そこで書いた文章の一部は次のとおりである．「それから15年（先ほどの29歳のインタビューを受けてから），その土壌（先ほどのインタビュー記事の脳と行動の研究のこと）は様々な人々の協力を経て完成させた自負がある．その土壌でつくられた花，ニューロリハビリテーション（neuroscience-based rehabilitation）．この花が

あとがき

　社会に貢献していくためには，理学療法の基盤となる学問の運動学同様に，神経科学の基本的知識を現場の療法士が持ち得ていることが必須となる．私自身，残された理学療法士人生において，飛躍なく基本に忠実な神経科学に関する教育を行っていくとともに，神経科学者が行う研究と対等の水準に脳と理学療法の研究を引き上げることを使命としてこれからの10年活動していくつもりである（原文記載，森岡　周．私の人生に彩りを与えてくれた理学療法ジャーナル―理学療法ジャーナルと私―．PTジャーナル50：119-120, 2015）」．これを読む限り，たかが10年ちょっとであるが，時代が動いてきた直感を持つことができる．そして，あくまでも自負でしかないのだが，それに微力ながら寄与したのが，「リハビリテーションのための脳・神経科学入門（初版）」による情報提供ではなかったかと思う．おかげさまで，初版は専門書ながら業界ではベストセラーとなり，10年以上経ったここ最近でも，新たな読者を得ていた．通称「緑本」としても親しまれた背景には，「入門」を意図し，できるだけコンパクトにしたことも一因ではなかったかと推測する．今となってはこのようなスタイルで発行する書籍も少なくないが，当時は斬新なスタイル・デザイン，そして表現手法（引用文献が多量かつ多彩）であった．それまでの神経学，あるいは医学書・リハビリテーション専門書は分厚く，それらの書籍は，何か困った時に辞書のように調べるためのイメージでしかなかったが，本書の初版では，そのスタイルをコンパクトにしたがゆえに，いわゆる身近な読み物としてのイメージが生まれ，定着したのではないかと推察する．

　時を同じくして，脳・神経科学は狭い範囲だけの学問ではなく，リハビリテーションや教育に広く取り入れられるようになり，今ではリハビリテーション関連学会でも，「脳機能と行動の関係」を議論する場が多く設けられるようになり，発表も増えた．同時に，今となっては当たり前のように，リハビリテーション医師，理学療法士，作業療法士，言語聴覚士などが脳と行動を関連づける研究を実践するようになった．このように，干支でいうと一回り経過したからこそ見えるものもある．改訂作業をすぐに行わなかった（実際は行えなかった）ことが功を奏したのではないかと思っている．かなりの期間において改訂作業を行うことができなかったことから，初版の文章はもはや10〜20%程度しか残っていないのではないだろうか．「もはや改訂とは言えず新・脳・神経科学入門になるのではないか？」と出版社に確認したところ，「本来，改訂とは抜本的に書き換えること」と後押しされたことは大変励みになった．なぜなら，12年前の私の意識とは大きく異なる私（の意識）が現在にいる（ある）からである．

　この12年で私自身も年をとり，いわゆる社会性を身につけたことから，それに付随するように文章表現がやわらかくなるとともに，取り入れる原著・学問も広くなった．俗っぽくいうと，心の門戸が広くなったというべきであろうか．同時に，12年あまり勉強し続けたことで，ヒトの脳の全体像をつかめるこ

あとがき

とができた．そして，こうした感情や認知の変化は行動（書く）スキルに対して直結すると，この改訂作業を通じて一人称的にも感じることができた．

その一方で，この12年で脳・神経科学がより学際的な学問体系になった．初版を書いている当時は，脳・神経科学≒神経生理学のイメージが強かったが，現在は多くの学問の横のつながりから得られる学際的な重要な知見が，脳・神経科学としてどんどん発信されている．そしてその一端にリハビリテーション科学が加わろうとしている．12年前は脳・神経科学から知見をいただき，それを応用するしかなかったリハビリテーション医療が，今日，いわゆる学際的な脳・神経科学の一翼を担おうとし，リハビリテーション専門職，あるいはそれを研究する者が，脳科学者やシステム運動制御・学習に関わる研究者と対等に議論し，互いに情報交換できるようになってきた．私も参画している新学術科研費研究「脳内身体表現の変容機構の理解と制御：平成26～30年度」は，「脳科学―リハビリテーション医学―システム工学」をつなぐことによって，新たな知を創造する試みである．なぜ今，リハビリテーション医学が注目されているかは，医学的・社会的なリハビリテーションの実践に基づく神経可塑性，ならびに脳の中の身体地図の再組織化に大きな期待が持たれているからである．とりわけ，その可塑性はslow dynamicsと称され，時間をかけてゆっくりと身体地図を動的に再構築する手続きに，リハビリテーション医療が大いに関わっていることを意味している．このような背景から，この改訂版では，身体性に関わる記述が充足されているわけである．

残された課題は二点あると考えている．一つはニューロリハビリテーションという考え方が社会に貢献していくためには，リハビリテーション医療の基盤となる学問の運動学・運動力学同様に，神経科学の基本的知識を現場の専門職が当たり前の知見として持ち得ていることである．そのためには，断片的かつ飛躍でなく，基本に忠実な神経科学の教育が必須であり，教育する者が何かに偏った考え方でなく，ある一定の基本的知識の水準を担保しておく必要がある．二つめはさまざまな現象の読解や治療の意思決定の際に，脳・神経科学の知見を導入しながらクリニカルリーズニングするスキルを現場の療法士が身につける仕組みをつくることである．このためには，現場で利用されるべき情報を発信しつづけなければならず，研究者と臨床家が解離しているソサエティーではなかなかその情報の共有が難しく，その発展はすぐにプラトーに達することが予想される．ゆえに，全国にプラットフォームとなる拠点作りが必要になる．その際，本書が共有すべき情報として，教育・研究者と臨床家の互いに利用されれば，著者としてはこのうえない報酬である．

さて，初版から10数年経過した改訂版だが，初版から一貫して感謝の気持ちは変わらない．むしろ年齢とともにそれは増幅している．脳科学とリハビリテーション医療の融合を意識して，私を育て，そしてさまざまな行動を後押ししてくれた，恩師である宮本省三先生（現・高知医療学院長），故・八木文雄先

あとがき

生（元・高知大学医学部教授），沖田一彦先生（現・県立広島大学教授），そして初版時は名もなき私の拙劣な文章を修正・編集してくれ，今となっては仕事上の大切なパートナーである中村三夫氏（現・協同医書出版社社長），さらには本書の編集に携っていただいている宮本裕介氏（協同医書出版社編集部），家族同然で，本書にも多く利用した原著を共有しながら，情報を包み隠さず交換しつづけてきた，畿央大学ニューロリハビリテーション研究センターの仲間，松尾篤氏（畿央大学教授），冷水誠氏（畿央大学准教授），前岡浩氏（畿央大学准教授），岡田洋平氏（畿央大学准教授），信迫悟志氏（畿央大学ニューロリハビリテーション研究センター特任助教），大住倫弘氏（畿央大学ニューロリハビリテーション研究センター特任助教），河島則天氏（畿央大学ニューロリハビリテーション研究センター客員教授/国立障害者リハビリテーションセンター研究所神経筋機能研究室室長），樋口貴広氏（畿央大学ニューロリハビリテーション研究センター客員教授/首都大学東京人間健康科学研究科教授），ならびに畿央大学大学院健康科学研究科に所属している（していた）大学院生，および卒業研究に関係した健康学部理学療法学科学生・卒業生，そして，変わらず研究活動を実践できる環境を与えてくれている冬木智子先生（前・畿央大学学長），金子章道先生（畿央大学健康学部長），庄本康治先生（畿央大学健康科学部理学療法学科長）他，理学療法学科の諸先生，ならびに冬木美智子氏（前・学校法人冬木学園事務局長），そして初版を出版してから，おかげさまで，全国各地で講演する機会に恵まれ，そこでさまざまな問題を提起していただいた現場の方々，加えて，この10数年昼夜ならびに週末問わずの私の研究活動を陰ながら見守ってくれた家族，これらすべての方々に心よりお礼を述べさせていただきたい．

　本書がリハビリテーション医療に関わる人々の幸せに，ほんの少しでも貢献することができれば，著者としてはこのうえない喜びである．

2016年4月
森岡　周

索引

【ア】
アストロサイト　*34*
Adamsの閉回路理論　*128*
アッセンディング機能　*196*
アロディニア　*95*
アンダーマイニング効果　*144*
異種感覚統合　*69, 96*
異常知覚　*78*
異常半球間抑制仮説　*46*
痛み　*189-191*
　　——の感覚的側面　*191*
　　——の五重円モデル　*207*
　　——の主観的強度　*194*
　　——の情動的側面　*191, 200*
　　——の認知的側面　*191, 208*
　　——の脳領域　*192*
　　社会的——　*205*
一次運動野　*171*
　　——の身体部位再現の特徴　*13*
　　——の分類（4野）　*15*
一人称視点　*82*
一人称的イメージ　*102*
意図　*148*
イノベーティブテクノロジー課題　*180*
意欲　*139*
運動イメージ　*101, 102*
　　——の神経基盤　*103*
　　——の脳マッピング研究　*106*
　　——への影響因子　*109*
　　筋感覚的——　*102*
　　系列——　*104*
　　幻肢の——　*114*
　　視覚的——　*102*
　　目標志向的——　*178*

運動学習　*127*
　　——戦略　*138*
　　——における比較照合モデル　*148*
　　——モデル（アノーキン）　*147*
　　——モデル（ベルンシュタイン）　*146*
　　適応的——　*131*
　　連続的——　*131*
運動感覚のシミュレート　*103*
運動観察療法　*108, 214*
運動錯覚　*92, 93*
　　——と文脈　*94*
　　視覚的　*95*
運動シークエンス　*104, 130*
運動視情報　*60*
運動主体感　*91*
　　——の階層性　*101*
　　——モデル　*100*
　　主観的な——　*96*
　　プロスペクティブな——　*99*
　　レトロスペクティブな——　*99*
運動前野　*41*
運動転移　*131*
運動の内部モデル　*150-153*
運動パラメータのシミュレート　*103*
運動誘発電位　*49*
映像的表象　*66*
エビングハウスの斜視図　*58*
MIQ-RS　*112*
縁上回　*68*
遠心性コピー　*97, 149*
大きさ―重さの錯覚　*153*
Old M1　*15*

索引

遅い学習　*135*
オピオイド鎮痛　*197*
　　──効果　*197*
オプティカルフロー　*21*
オフライン学習　*136, 177*
オペラント条件づけ　*127*
オリゴデンドロサイト　*36*
オンライン学習　*136, 177*

【カ】

カーペンターズ・エフェクト　*153*
外受容感覚　*79*
概念的表象　*75*
学習性不使用　*51, 168, 195*
学習性無力感　*141*
学習の転移　*130*
カクテルパーティー効果　*13*
下行性疼痛抑制　*195, 197, 198*
荷重感覚フィードバック　*172*
課題志向型練習　*182*
活動依存的可塑性　*31*
感覚モダリティ　*5*
関節組み合わせニューロン　*67*
関節皮膚組み合わせニューロン　*67*
機能解離（ディアキシス）　*27, 28*
機能代行　*32, 49*
逆モデル　*152*
GABA回路　*44, 45*
求心性信号　*147*
急性痛　*191*
　　──モデル　*193*
強化学習　*138, 139*
教師あり学習　*138*
教師なし学習　*138*
共収縮　*43*
共通感覚　*4*
恐怖−回避モデル　*202*
虚血性ペナンブラ　*27*

グリア細胞　*33*
KVIQ　*113*
経験依存的可塑性　*31*
形態情報　*60*
経頭蓋磁気刺激法　*47*
経皮的末梢神経電気刺激　*197*
血栓融解療法　*27*
幻肢　*18*
　　──痛　*209*
　　──の運動イメージの定量的指標
　　　211
　　──の随意運動　*211*
　　余剰──　*70*
行為受納器　*147*
交叉性教育　*131*
恒常的可塑性　*31*
行動の流暢性をモニタリングする機
　能　*100*
交連線維　*44*
国際疼痛学会　*189*
心の理論　*78*
誤差学習システム　*146*
誤差学習モデル　*128*
コネクティビティアプローチ　*51*
ゴンドラ実験　*21*

【サ】

サイズ・形態の判断　*79*
三人称視点　*82*
　　──イメージ　*102*
CI療法　*48, 114, 179*
視覚情報処理経路　*57*
　　──の背側経路　*58, 60*
　　──の腹側経路　*58, 60*
視覚性運動失調　*61*
自己主体感　*4*
自己組織化　*155*
姿勢図式　*65*

索引

シナプス可塑性　19
シナプス組織化影響因子　40
シナプス長期増強　47
シナプス長期抑圧　47
社会的規範　78
社会的リハビリテーション　184
主観的垂直認識　175
順モデル　152
使用依存性脳可塑性　46
象徴的表象　66
小脳の構造　149
小脳フィードバック誤差学習　148
触知覚経験　172
触覚識別課題　213
触覚の検出　79
触覚部位の同定　79
神経回路の再編成　37
神経可塑性　10, 12
　　遅い――　145
神経組織の回復タイプ　29
身体イメージ　64, 65, 75, 209, 217
　　――の障害　196
　　――の延長　68
　　――の障害　80
身体運動制御システム　98
身体近傍空間表象　74
身体失認　70
身体所有感　66, 70, 196
　　――の階層性　76
　　――の錯覚　71, 72
身体図式　65, 66
身体地図　3, 65
　　――の書き換え　11
　　――の再編成　17
身体中心表象　74
身体パラフレニア　70, 81, 83
身体表象　65
　　――の脳領域　176

身体部位再現　3, 65
　　一次運動野の――　4
　　体性感覚野の――　4, 5
心的回転　66, 107, 108
　　パーキンソン病の――　115
髄節内介在ニューロン　16
随伴発射　98
スキーマ理論　128
スキナー箱　127
スキル学習　134
正中線認識　9
精密把持　43
脊髄運動ニューロン　16
脊髄固有ニューロン　16
脊髄CPG　174
切断願望　80, 196
セルフタッチ　75, 83, 99
　　――の心理モデル　84
線維筋痛症　80, 199
前帯状回　194
前頭－頭頂ネットワーク　42, 111
操作運動ニューロン　63, 64
足底感覚　172
側頭－頭頂接合部　72, 175

【タ】

体外離脱体験　73
体性感覚階層処理機構　6, 7
体性感覚認知の階層性　79
体性感覚フィードバック　171
大脳－小脳連関　156
単発経頭蓋磁気刺激法　100
知覚的意識　12
知覚的表象　75
知覚の延長　68
中脳ドーパミン作動系ループ　140
長期抑圧　149
ディアキシス（機能解離）　27, 28

索引

ディッセンディング機能　*196*
デフォルトモードネットワーク
　　135
道具使用課題　*180*
道具的条件づけ　*127*
動作の表象　*66*
投射性感覚　*18*
投射線維　*39*
島皮質　*74, 193*
トランスファーパッケージ　*180*

【ナ】

内言語　*66*
内受容感覚　*79*
二次体性感覚野　*5*
二重課題トレーニング　*158*
二点識別能力　*3*
New M1　*15*
ニューロフィードバック療法　*194*
ニューロリハビリテーション　*167*
　　――の基本戦略　*170*
認知行動療法　*203*
ネガティブPRE　*141*
脳磁図　*19*
脳卒中後の回復過程　*26*
能動的探索　*19*
脳の可塑性　*25*
　　――の時間感受性　*25*
脳の機能系　*148*
脳の中の小人　*3*

【ハ】

把握運動制御　*64*
バース・ボディ・パーセプション・
　　ディスターバンス・スケール
　　210
バーチャルな身体　*77*
バーチャルリアリティー　*117*

　　――トレーニング　*118*
バイモーダルニューロン　*68*
バイラテラルニューロン　*5, 8*
速い学習　*135*
バリント症候群　*61*
半球間抑制　*45, 46, 170*
反復経頭蓋磁気刺激法　*46, 47*
BCIトレーニング　*117*
皮質間結合　*51, 52*
皮質間抑制　*31*
皮質神経調節　*47*
非交叉性皮質脊髄路　*30*
皮質内微小刺激法　*17*
ピノキオ錯覚　*93*
皮膚コンダクタンス　*196*
Fugl-Meyer評価スコア　*51*
フィードバック誤差学習　*148*
フィードフォワード制御　*148*
不快異常知覚　*190*
複合性局所疼痛症候群　*70, 95, 195*
腹側運動前野　*65*
プッシャー現象　*175*
プリシェーピング機能　*42, 61*
ブロードマンエリア　*5*
文脈情報　*157*
ヘブ則　*31*
ヘブの可塑性　*31, 33*
報酬価値・行動の神経システム
　　145
報酬予測　*141*
　　――誤差　*141, 182*
ポジティブPRE　*141*
ボディーマトリックス　*74*
ホムンクルス　*3*

【マ】

前向きモデル　*97*
マクギル疼痛質問票　*202*

マルチモーダルニューロン　*69*
慢性痛　*191*
　　——の神経プロセス　*195*
　　——モデル　*193*
ミエリン　*36*
ミソプレジア　*80*
ミラー錯覚　*78*
ミラーセラピー　*116, 212*
ミラーニューロン　*109*
　　——の発見　*110*
命題的表象　*75, 101*
メカノレセプター　*172*
メタ表象　*78, 101*
網様体脊髄路　*16*
　　——ニューロン　*16*

【ヤ】
有線領外身体領域　*72, 75*

豊かな環境　*19, 36, 38*
予期　*148*
抑制性介在ニューロン　*32*

【ラ】
ライトタッチ効果　*173-175*
ムービングラバーハンド錯覚　*97*
ラバーハンド錯覚　*70, 80*
リハビリテーションロボット　*180*
両側性受容野　*9*
両手干渉課題　*81*
両手協調運動課題　*113*
連合線維　*48*

【ワ】
ワーキングメモリ　*102, 157, 177*
ワーラー変性　*169*

執筆者

森岡　周（もりおか　しゅう）

1971年	高知県に生まれる
1992年	高知医療学院理学療法学科卒業
1992年	近森リハビリテーション病院，理学療法士
1995年	高知医療学院理学療法学科講師
1997年	佛教大学社会学部卒業
1997年	Centre Hospitalier Sainte-Anne, Paris（France）留学
2001年	高知大学大学院教育学研究科修士課程修了，修士（教育学）
2004年	高知医科大学大学院医学系研究科博士課程（神経科学系専攻）修了，博士（医学）
2004年	畿央大学健康科学部講師
2005年	畿央大学健康科学部助教授
2007年	畿央大学大学院健康科学研究科主任・教授　現在に至る
2013年	畿央大学ニューロリハビリテーション研究センター，センター長　現在に至る
2014年	東京都立大学人間健康科学研究科客員教授　現在に至る

リハビリテーションのための脳・神経科学入門　改訂第2版

初版	2005年5月26日発行
改訂第2版	2016年5月27日発行
	第6刷　2021年2月1日発行

定価はカバーに表示

著者	森岡　周 ©
発行者	中村三夫
印刷	横山印刷株式会社
製本	永瀬製本所
DTP	Kyodo-isho DTP Station
発行所	株式会社協同医書出版社
	〒113-0033　東京都文京区本郷3-21-10
	電話03-3818-2361　ファックス03-3818-2368
	郵便振替00160-1-148631
	http://www.kyodo-isho.co.jp/　E-mail：kyodo-ed@fd5.so-net.ne.jp
	ISBN978-4-7639-1079-0

JCOPY 〈(社)出版者著作権管理機構　委託出版物〉

本書の無断複写は著作権法上での例外を除き禁じられています．複写される場合は，そのつど事前に，(社)出版者著作権管理機構（電話03-5244-5088，FAX 03-5244-5089，e-mail: info@jcopy.or.jp）の許諾を得てください．

本書を無断で複製する行為（コピー，スキャン，デジタルデータ化など）は，「私的使用のための複製」など著作権法上の限られた例外を除き禁じられています．大学，病院，企業などにおいて，業務上使用する目的（診療，研究活動を含む）で上記の行為を行うことは，その使用範囲が内部的であっても，私的使用には該当せず，違法です．また私的使用に該当する場合であっても，代行業者等の第三者に依頼して上記の行為を行うことは違法となります．